# 颈椎病·真相

## 医生也在读

陈付强◎主编

U0214990

清华大学出版社
北京

**图书在版编目（CIP）数据**

颈椎病·真相：医生也在读 / 陈付强主编. —北京：清华大学出版社，2019（2020.7重印）
ISBN 978-7-302-51989-8

Ⅰ．①颈…　Ⅱ．①陈…　Ⅲ．①颈椎－脊椎病－诊疗　Ⅳ．①R681.5

中国版本图书馆CIP数据核字（2019）第000301号

责任编辑：肖　军　周婷婷
封面设计：吴　晋
责任校对：刘玉霞
责任印制：沈　露

出版发行：清华大学出版社
　　　　　网　　址：http://www.tup.com.cn, http://www.wqbook.com
　　　　　地　　址：北京清华大学学研大厦A座　　邮　　编：100084
　　　　　社 总 机：010-62770175　　　　　　　邮　　购：010-62786544
　　　　　投稿与读者服务：010-62776969, c-service@tup.tsinghua.edu.cn
　　　　　质量反馈：010-62772015, zhiliang@tup.tsinghua.edu.cn
印 装 者：三河市君旺印务有限公司
经　　销：全国新华书店
开　　本：165mm×235mm　　印　　张：11.75　字　　数：190千字
版　　次：2019年6月第1版　　　　　　印　　次：2020年 7月第 3次印刷
定　　价：39.80元

产品编号：079504-01

# 编 委 名 单

**主　编**　陈付强
**副主编**　王清义　王　昕　杨晓红
**编　委**（按姓氏笔画排序）

于　洋　王　昕　王　蕊　王学平　王珺楠　王清义
付世欧　刘慧松　孙明洁　朱晓沛　吴海军　张　皖
李喜海　杨文荣　杨晓红　邹建国　陈付强　陈晓彤
陈　静　单　杰　孟　静　姜巍伟　胡　丹　谢　平
蔡　坤

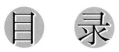

# 目 录

## 常识篇 深度剖析颈椎病

# 生活行为篇 不打针,不吃药,防治颈椎病

## 饮食调理篇  吃好颈椎病

# 治疗篇　合适的才是最好的

# 解疑答惑篇 专家门诊连线

# 常识篇

## 深度剖析颈椎病

　　您有没有这些症状：脖子发僵、发硬、疼痛，颈部活动受限，肩背部沉重，肌肉变硬；上肢无力，手指麻木，肢体皮肤感觉减退，手握物品常不自觉掉落；下肢不听指挥，或下肢绵软；头痛、头晕、视力减退、耳鸣、恶心等异常感觉；大小便失控，甚至四肢瘫痪……如果有这些症状中的某一条或者某几条，那么需要注意了，您很可能患有颈椎病。

什么是颈椎病？颈椎病的病因和诱因是什么？颈椎病有哪些类型，又有什么表现？怎样知道自己是不是患有颈椎病呢？下面，我们来一起深度剖析一下颈椎病。

## 认识颈椎病

颈椎病又称颈椎综合征，是因颈椎间盘退行性变及其继发性改变刺激或压迫邻近组织，并引起各种症状和（或）体征的综合征。包括颈椎间盘突出症、颈椎骨关节炎、增生性颈椎炎、颈神经根综合征，是一种以退行性病理改变（退变）为基础的疾病。

从颈椎病的定义可以看出，本病首先属于以退行性改变为主的疾病，但又与多种因素有密切关系，它起源于颈椎间盘的退变，颈椎间盘的退变本身就可以出现许多症状和体征，加之合并椎管狭窄，有可能早期出现症状，也可能暂时无症状，但遇到诱因后就会出现症状。大多数患者在颈椎原发性退变的基础上产生一系列继发性改变。这些继发性改变包括器质性改变和动力性异常。器质性改变有髓核突出和脱出、骨刺形成和继发性椎管狭窄等。动力性异常包括颈椎不稳，如椎体之间松动、错位、曲度增加等。

## 追根溯源

### 1. 颈椎的解剖和功能

全面了解颈椎的解剖和功能及其一些独特的特性有助于了解病灶所在及多种疼痛的发展变化，胸椎和腰椎的每一个单元的功能相似，而颈椎则不同，它是由两种功能不同的单元组成，即寰枕单元和寰枢椎单元，这两个功能单元支撑、固定头颅的结构，通过自身调整使头颅运动，从而将眼、耳、鼻、喉的功能发挥到最佳状态。这两个功能单元最容易发生创伤和关节炎性改变，并且会随着年龄的增加而发生退行性改变。颈椎的第二种功能单元与胸椎和腰椎非常相似，首先它可以起到支撑头颅的作用，另外使一些感觉器官的位置能固定在头颅中。

**（1）颈椎的运动**

颈椎的运动范围很大，全部的颈椎椎体和椎间盘都可以发生运动。活动度最大的部位发生于寰枕关节到第3颈椎节段。颈髓的运动与颈椎运动同时发生，并且伴随相应肌肉的运动，最上面两个节段参与绝大部分的旋转、屈曲、仰伸和侧屈的运动。颈椎位于屈曲位时，椎管被拉长，椎间孔变大，椎间盘的前部被压缩。颈椎仰伸位时，椎管变短，椎间孔变小，椎间盘的后部被压缩。侧屈和（或）旋转时，对侧椎间孔变大而同侧椎间孔变小。健康人发生这些改变时不会引起疼痛或造成功能障碍，但当处于疾病状态时，这些运动会由于神经受压或受损导致相应的疼痛和功能障碍。

**（2）颈椎椎管**

骨性的椎管结构不仅是保护颈髓的管腔，并且还是颈神经根的出口。由于许多颈部神经根和其他神经纤维在此处穿过椎管到达下方的机体，因此颈髓比胸、腰段脊髓在椎管内占据的分量和空间要大。颈椎椎管空间的缩小使创伤时脑脊液的缓冲作用减小，并且在骨性或椎间盘结构压缩时导致颈髓受压而产生脊髓病变。退行性改变和长时间的椎间盘突出会导致颈髓受累及，由于脊髓疾病导致的神经功能的缺陷比较隐匿，故容易延误诊断。

颈椎椎管呈漏斗形，寰枢椎部位的直径最大，第5~6颈椎椎间隙最窄，因此不难理解导致疼痛的病灶通常位于这个最狭窄的部位。人类三角形的颈椎管在人群中有着很大的解剖变异。类似于三叶草形状者容易因病理改变而导致神经根病变。椎管狭窄者容易影响颈髓的活动范围。

**（3）颈神经与颈椎椎体之间的关系**

颈神经根由两部分组成，即背侧的神经根负责传导感觉信息，腹侧的神经根负责传导运动信息。当腹侧与背侧的神经根出脊髓后便结合成同一个解剖结构，即颈神经根。这些结合后的神经纤维出椎间孔后发出很多小分支，这些小分支的前部支配前方的Luschka假关节和椎间盘纤维环，后部支配相邻椎体的关节突，关节突中有神经根穿行。这些神经纤维负责携带特定解剖结构的疼痛冲动，还可以区分由于脊髓神经根受压导致的椎间盘部位和椎骨关节突部位的疼痛,并传导来自颈髓的疼痛。这些神经纤维穿出椎间孔后接合成单个的神经根向前下方走行于由椎体组成的一个保护性的沟槽中,然后分布于头部、颈部和上肢。

## 2. 颈椎结构

### (1)颈椎间盘

颈椎间盘有两个主要功能:第一是作为颈髓的缓冲结构;第二是便于颈髓的同步运动。同时防止横贯于颈髓之中的结构和血管受到损伤。颈椎间盘的缓冲和运动/保护功能同样也是其他间盘结构的功能,并且也会受一些物理学因素的影响。

如果想了解健康人的颈椎间盘是如何变为疾病状态并产生功能缺陷的,可以把椎间盘想象成一个接近于填满液体的容器。容器外由顶部和底部组成,称为终板,由相对不可弯曲的透明软骨组成。颈椎间盘边缘为编织状的纤维弹性组织交叉呈基质样物质并牢牢地固定于终板的顶端和底端。这个交织而成的纤维基质叫作纤维环,包绕间盘(图1)。这个相互交错的纤维环包绕在椎间盘周围,非常坚韧,有助于颈椎进行大范围的活动。

在这个有着上下终板的容器中,围绕着纤维环的中心是一个含水的呈胶状的黏多糖,称为髓核(图1)。髓核不可压缩,可以传导来自间盘任何一个方位的压力到达其周围。在健康人中,这个含水的胶样体发挥着间盘内压力的支撑作用,用以使邻近的椎体分开,同时保护脊髓和穿出的神经根。当颈髓活动时,这个不可活动的髓核继续维持间盘内的压力支撑作用,而间盘其他部位的纤维则受到压缩(图2)。

颈椎间盘随着年龄的增长血运将减少,并且其吸水能力也下降,导致间盘的缓冲作用和协助运动的作用都减弱。纤维环的退变会使这个问题更加严重,间盘侧壁会部分膨出,使髓核的压力通过间盘作用其处,这样就加剧了间盘的功能障碍,并且使间盘的情况进一步恶化,最终导致纤维环的完全破坏和髓核脱出。间盘的退变易引起临床中常见的一些颈部疼痛。

### (2)颈部关节

颈部的关节为运动关节,由相邻椎体的上下关节面组成(图3)。颈部的

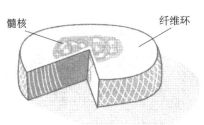

图 1　髓核和纤维环

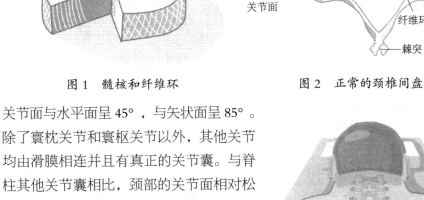

图 2　正常的颈椎间盘

关节面与水平面呈 45°，与矢状面呈 85°。除了寰枕关节和寰枢关节以外，其他关节均由滑膜相连并且有真正的关节囊。与脊柱其他关节囊相比，颈部的关节面相对松弛，以便各关节之间可以更好地滑动。关节囊上分布有丰富的 Ⅰ、Ⅱ、Ⅲ 型机械性刺激感受器和游离神经末梢，它支撑着关节面作为痛觉的发生部位。这些神经支配作为本体感受器同样十分重要，它可以在一定的运动范围内发挥肌肉的保护性反射，从而对关节起到保护作用。

图 3　颈椎关节面

颈部的关节容易受到关节炎和急性或慢性创伤的影响。这些损伤容易导致滑膜囊的炎症和粘连，进而发生继发性疼痛。

寰枢椎和寰枕关节由第一和第二颈神经的腹侧支支配。第 2、3 颈椎关节面由第三颈神经背侧的两支支配，其余的关节包括第 3、4 颈椎至第 7 颈椎，第 1 胸椎的颈部关节面由中间支的背支支配，其支配范围向头端上升一个水平，向尾端达关节。每一个关节面接受 2 个脊髓节段的支配。该解剖基础有着重要的临床意义，可以解释关节面介导的紊乱性疼痛，也可以解释为什么阻滞节段以上的背侧神经可以使疼痛得到完全缓解。

每一个关节都接受来自该关节水平和上一个椎体平面的背支纤维的支配。在每一节段水平，背支发出中间支包绕着各个椎体的关节凸面。在第 4~7 颈椎水平其位置是固定不变的，因此有易于治疗颈椎小关节综合征。

### （3）颈椎的韧带

复杂的韧带系统可以起到
固定和保护颈髓的作用。韧带
固定颈椎椎体的同时可以更好
地维持其功能。横韧带牢固地
固定和保护与寰椎前部相对合
的枢椎的齿状突。该韧带起源
于寰椎的隆起处，保持其在齿
状突上旋转时的稳定性，同时
保证颈椎在屈曲、仰伸和侧屈
时的稳定（图4）。

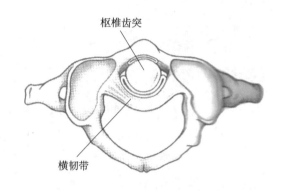

图4　横韧带

翼状韧带对于限制颈椎的轴向旋转和侧屈起到重要的作用，并且可以保证
一定程度的屈曲和仰伸。翼状韧带从齿状突侧方发出连向同侧的枕骨髁和同侧
的寰椎。翼状韧带损伤后，关节的过度活动会导致明显的功能障碍和疼痛的症
状（图5）。

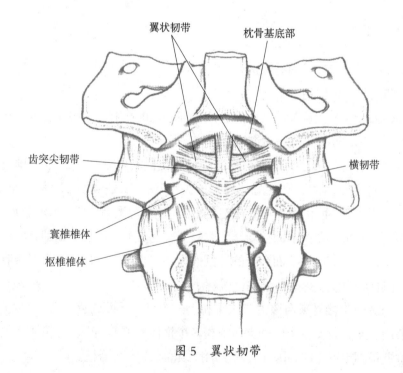

图5　翼状韧带

　　前方的寰椎韧带十分强壮，通过一个束状结构进一步在中线位置起到加强固定的作用（图6）。这条重要的韧带从枕骨大孔的前缘发出，向下至寰椎的弓形结构前方，然后继续向下与前纵韧带并行。由顶盖膜发出的后纵韧带同样通过限制脊柱的过屈和过伸来维持稳定性（图7）。

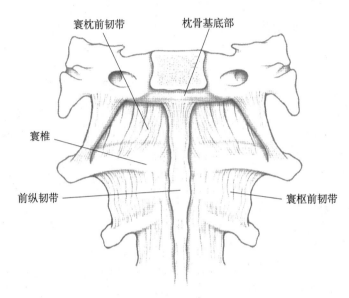

寰枕前韧带　　枕骨基底部

寰椎

前纵韧带　　寰枢前韧带

图 6　前纵韧带

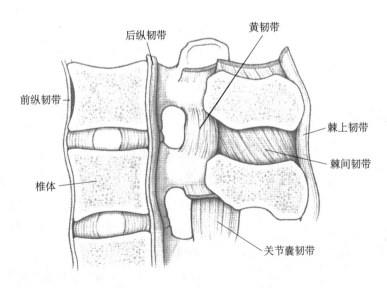

后纵韧带　　黄韧带

前纵韧带

棘上韧带

棘间韧带

椎体

关节囊韧带

图 7　棘间韧带

参与维持颈椎稳定性的韧带还有棘上韧带、棘间韧带和黄韧带。项韧带（ligamentum nuchae）是一个致密的纤维带，由枕部隆突一直延伸到第7颈椎的棘突。然后继续向尾端沿棘突顶端延伸形成棘上韧带。棘间韧带走行于棘突之间用来帮助限制脊柱的弯曲和防止一个椎体相对另一椎体的滑动。黄韧带是在硬膜外麻醉时进行阻力消失试验的重要标志，由头侧颈椎一直延伸至尾侧骶椎并且与腹侧关节囊表面相连。

### （4）颈部皮肤

人类的皮肤、肌肉和深层组织结构的神经支配早在胚胎发育阶段就已经确定了。脊髓的每一个节段和相应的神经根都对应于相应的部位，这样可以使医师通过疼痛的类型、肌肉无力的部位和深部腱反射的改变来判断脊髓功能可能受损的节段。

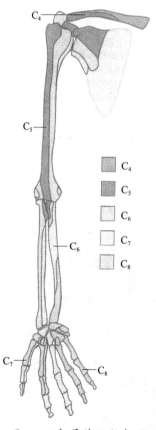

一般来说，越接近肌肉的部位脊髓节段越靠近头侧，腹侧肌肉的脊髓支配节段要高于相应的背侧肌肉。应该记住的是，所感觉到的肌肉或关节疼痛不一定来源于该部位，可能是因为支配该肌肉或关节的颈髓节段发生了病变。

进一步来讲，如果患者感觉有深部组织或上肢的疼痛（比如关节和肌腱附着点），临床医师应该警惕相应部位皮肤或肌肉异常状态和其分布。如果在这些部位有疼痛，临床医师应参考骨骼区域的节段分布图（图8）。

图中图例：
C₄
C₅
C₆
C₇
C₈

## 3. 颈椎病从何而来？

### （1）颈椎的退行性改变

颈椎退行性改变是颈椎病发病的主要原因，其中椎间盘的退变尤为重要，是颈椎诸结构退变的首发因素，并由此演变出一系列颈椎病的病理解剖及病理生理改变。

1）椎间盘变性：当椎间盘开始出现变性后，由于形态的改变而失去正常的功能，进而影响或

图8　颈部骨节段分布图

破坏了颈椎运动节段生物力学平衡，产生各相关结构的一系列变化。因此，颈椎间盘的退行性变是颈椎病发生与发展的主要因素。

2）韧带-椎间盘间隙的出现与血肿形成：这一过程对颈椎病的发生与发病至关重要，也是其从颈椎间盘疾病进展到骨源性颈椎病的病理解剖学基础。事实上，在颈椎病的早期阶段，由于椎间盘的变性，不仅使失水与硬化的髓核逐渐向椎体的后方或前方位移，最后甚至突向韧带下方，以致在使局部压力增高的同时引起韧带连同骨膜与椎体周边皮质骨间的分离，而且椎间盘变性本身可造成椎体间关节的松动和异常活动，从而使韧带与骨膜的撕裂加剧，加速了韧带-椎间盘间隙的形成。椎间盘间隙后方韧带下分离后所形成的间隙，常因同时伴有局部微血管的撕裂与出血而形成韧带-椎间盘间隙血肿。

3）椎体边缘骨刺形成：随着韧带下间隙的血肿形成，成纤维细胞开始活跃，并逐渐长入血肿内，进而以肉芽组织取代血肿。随着血肿的机化、骨化和钙盐沉积，最后形成突向椎管或突向椎体前缘的骨赘。

4）颈椎其他部位的退变：颈椎的退变并不局限于椎间盘以及相邻近的椎体边缘和钩椎关节，还应包括：①小关节：多在椎间盘变性后造成椎体间关节失稳和异常活动后出现变性。②黄韧带：可出现退变。其早期表现为韧带松弛，进而增生、肥厚，并向椎管内突入。后期则可能出现钙化或骨化。③前纵韧带与后纵韧带：其退行性变主要表现为韧带本身的纤维增生与硬化，后期则形成钙化或骨化，并与病变椎体节段相一致。

5）椎管矢状径及容积减小：由于前述诸多原因，首先引起椎管内容积缩小，其中以髓核后突、后纵韧带及黄韧带内陷、钩椎关节和小关节松动及增生为主，这些后天继发性因素在引起椎管内容积缩小的同时，也使椎管矢状径减小，从而构成脊髓及脊神经根受刺激或受压的直接原因。此时如再有其他局限性致病因素，例如髓核突出、脱出、椎体的外伤性位移、骨刺形成及其他占位性因素，均可引起或加重神经受累症状。

**（2）发育性颈椎椎管狭窄**

近年来已明确颈椎椎管内径，尤其是矢状径与颈椎病的诊断、手术方法选择以及预后判定均有着十分密切的关系。有些人颈椎退变严重，骨赘增生明显，但并不发病，其主要原因是颈椎椎管矢状径较宽，椎管内有较大的代偿间隙。而有些患者颈椎退变并不十分严重，但症状出现早而且比较严重。

### （3）慢性劳损

慢性劳损是指超过颈椎正常生理活动范围最大限度或局部所能耐受的各种超限活动造成的伤害。因其有别于明显的外伤或生活、工作中的意外，因此易被忽视，但其与颈椎病的发生、发展、治疗及预后等都有直接关系，此种劳损的产生主要来自以下三种情况：

1）不良的睡眠体位：不良的睡眠体位因其持续时间长及在大脑处于休息状态下不能及时调整，必然造成椎旁肌肉、韧带及关节的平衡失调。

2）不当的工作姿势：大量统计资料表明，某些工作量不大，强度不高，但处于坐位，尤其是低头工作者的颈椎病发病率很高，包括办公室人员、打字抄写者、家务劳动者、刺绣女工、仪表流水线上的装配工等。

3）不适当的体育锻炼：正常的体育锻炼有助于健康，但超过颈部耐量的活动或运动，如以头颈部为负重支撑点的人体倒立或翻筋斗等，在缺乏正确指导的情况下均可加重颈椎的负荷。

### （4）颈椎的先天性畸形

在对正常人颈椎进行健康检查或作对比研究性 X 线片时，常发现颈椎可有各种异常，其中骨骼明显畸形约占 5%。

## 4.颈椎病的发病诱因

### （1）自身因素

研究表明，多愁善感、脾气暴躁的人易患神经衰弱，神经衰弱会影响骨关节及肌肉休息，长此以往，颈肩部容易疼痛。我们一定要注意保持健康、快乐、平和的心态。

### （2）外界因素

颈部受凉易诱发颈椎病。夏天在办公室里，空调温度一般很低，特别是座位正对空调，或是穿吊带装的女性，颈背部肌肉很容易受寒，诱发颈椎病。

### （3）不良的生活习惯

上网、看电视时间增多，导致颈椎病。午休不良姿势伤害颈椎。我们常看到一些上班族在座位上耷拉着脑袋就睡着了，殊不知这样睡觉对颈椎的伤害非常大。专家提醒大家，午休或在车上睡觉时，不提倡趴着睡觉，可采取向后仰躺的姿势稍事休息；一定要为颈椎找到托扶点，比如在颈部后面垫一个卷裹的衣服或带上 U 形颈舒枕等。

 **百变颈椎病**

颈椎病的临床症状较为复杂。主要有颈背疼痛、上肢无力、手指发麻、下肢乏力、行走困难、头晕、恶心、呕吐，甚至视物模糊、心动过速及吞咽困难等。颈椎病的临床症状与病变部位、组织受累程度及个体差异有一定关系。根据表现不同可分为：颈型颈椎病、神经根型颈椎病、脊髓型颈椎病、椎动脉型颈椎病、交感神经型颈椎病及混合型颈椎病。

### 1. 颈型颈椎病

颈型颈椎病也称局部型颈椎病，具有头、肩、颈、臂的疼痛及相应的压痛点，X 线片上没有椎间隙狭窄等明显的退行性改变，但可以有颈椎生理曲线的改变，椎体间不稳定及轻度骨质增生等变化。此型在临床上极为常见，是最早期的颈椎病。不少反复落枕的患者即属于此种改变。

**（1）病因**

本病大多由于风寒、潮湿、枕头不适或卧姿不当、颈肌劳损、头颈部长时间单一姿势、姿势不良或过度疲劳等造成颈椎间盘、棘突间关节及肌肉、韧带等劳损所致。有时外伤也是重要的发病原因。在以上因素的作用下，首先导致颈肌的痉挛、劳累或肌力不平衡而出现颈椎生理曲线的改变，造成颈椎关节囊及韧带松弛，颈椎小关节失稳，此类改变刺激了颈神经根背侧支及副神经而致发病。

1）外伤：在颈椎退变、失稳的基础上，头颈部的外伤更易诱发颈椎病。

2）精神因素：在临床实践中发现，情绪不好往往使颈椎病加重，颈椎间盘突出的症状也更为严重。

3）年龄因素：随着年龄的增长，人体各部件的磨损也日益增加，颈椎同样会产生各种退行性改变，而椎间盘的退行性改变也是颈椎病演变过程中最关键的因素。

4）工作姿势不当：长期低头工作者颈椎间盘突出发病率很高。

5）慢性劳损：是指各种超过正常范围的过度活动带来的损伤，如不良的睡眠、枕头的高度不当或垫的部位不妥，反复落枕者患病率也较高。

### （2）症状

以青壮年居多，颈部感觉酸、痛、胀等不适，以颈后部为主。而女性患者往往主诉肩胛、肩背也有不适。患者常诉说不知把头颈放在何种位置舒适。部分患者有颈部活动受限，少数可有一过性上肢麻木，但无肌力下降及行走障碍。

### （3）体征

患者颈部一般无歪斜。生理曲度减弱或消失，常用手指捏颈项部、棘突间及棘突旁可有压痛。

## 2. 神经根型颈椎病

### （1）病因

髓核的突出或脱出，后方小关节的骨质增生或创伤性关节炎，钩椎关节的骨刺形成，以及相邻的三个关节（椎体间关节、钩椎关节及后方小关节）的松动与移位等均可对脊神经根造成刺激与压迫。此外，根管的狭窄、根袖处的粘连性蛛网膜炎和周围部位的炎症与肿瘤等亦可引起与本病相类似的症状。

### （2）根性痛

根性痛是最常见的症状，疼痛范围与受累椎节的脊神经分布区相一致。与根性痛相伴随的是该神经分布区的其他感觉障碍，其中以麻木、过敏、感觉减弱等为多见。

### （3）根性肌力障碍

早期可出现肌张力增高，但很快即减弱并出现肌无力和肌萎缩。在手部以大小鱼际肌及骨间肌萎缩最为明显。

### （4）腱反射异常

早期出现腱反射活跃，后期反射逐渐减弱，严重者反射消失。然而单纯根性受压不会出现病理反射，若伴有病理反射则表示脊髓本身也有损害。

**（5）颈部症状**

颈痛不适，颈椎旁可有压痛。压迫头顶时可有疼痛，棘突也可有压痛。

**（6）特殊试验**

当有颈椎间盘突出时，出现椎间孔挤压试验阳性，脊神经牵拉试验阳性。

### 3. 脊髓型颈椎病

本型颈椎病虽较为少见，但症状严重，且多以隐性侵袭的形式发展，易被误诊为其他疾病而延误治疗。

**（1）脊髓单侧受压**

当脊髓单侧受压时，可以出现典型或非典型的布朗－塞卡综合征。表现为病变水平以下同侧肢体肌张力增加、肌力减弱、腱反射亢进、浅反射减弱，并出现病理反射；重者可以引出髌阵挛或踝阵挛。另外还有触觉及深感觉的障碍。对侧以感觉障碍为主，即有温度觉及痛觉障碍，而障碍的分布与病变水平不相符合。由于对侧的运动束及本体感觉束尚属正常，所以，该侧的运动功能正常。

**（2）脊髓双侧受压**

早期的症状以感觉障碍为主或以运动障碍为主；晚期表现为不同程度的上运动神经元或神经束损害形成的不全痉挛性瘫痪，如活动不利，步行不稳，卧床不起，呼吸困难，四肢肌张力增加，肌力减弱，腱反射亢进，浅反射减弱或消失，病理反射阳性。患者有胸、腰部束带感，感觉改变平面与病变水平往往不相符合。有时左右两侧感觉障碍的平面与程度不相符合，有的感觉障碍平面呈多节段性分布。严重的病例可有括约肌功能障碍。

**（3）脊髓与神经根混合型**

除脊髓束受累的症状和体征以外，尚有颈神经根的症状，如肩、颈痛，上肢麻木或跳痛，肌肉萎缩，肱二头肌或肱三头肌反射减弱，手指感觉减退。

**（4）交感神经脊髓混合型**

有脊髓束症状，同时有交感神经受刺激的症状。

**（5）椎动脉脊髓混合型**

有脊髓束症状合并有椎动脉受刺激的症状。

**（6）症状**

患者首先发生双侧或单侧下肢发沉、发麻的症状，随之出现行走困难，下肢肌肉发紧，抬步慢，不能快走，重者明显步态蹒跚，更不能跑。双下肢协调差，不能跨越障碍物。双足有"踩棉花"样感觉。自述颈部发硬，颈后伸时易引起四肢麻木。一般下肢症状可先于上肢症状出现，上肢多一侧或两侧先后出现麻木、疼痛。部分患者有括约肌功能障碍、尿潴留。除四肢症状外，往往有胸1平面以下皮肤感觉减退、胸腹部发紧，即束带感。

**（7）体征**

最明显的体征是四肢肌张力升高，严重者稍微活动肢体即可诱发肌肉痉挛，下肢往往较上肢明显。下肢的症状多为双侧，严重程度可有不同。上肢的典型症状是肌无力和肌萎缩，并有神经根性感觉减退，下肢肌萎缩不明显，主要表现为肌痉挛、反射亢进，出现踝阵挛和髌阵挛。皮肤的感觉平面检查常可提示脊髓真正受压的平面。霍夫曼征阳性，巴宾斯基征、奥本海姆征、查多克征、戈登征亦可阳性。腹壁反射、提睾反射可减弱甚至消失。

### 4. 椎动脉型颈椎病

由于颈部交感神经被激惹导致椎动脉受累，可出现眩晕、视力模糊等综合症状，称之为椎动脉型颈椎病、椎动脉压迫综合征、颈性眩晕、椎动脉缺血综合征、椎－基底动脉供血不足等。椎动脉型颈椎病较之脊髓型颈椎病略为多见，大多系椎节不稳所致，易经非手术疗法治愈或好转，故住院及需手术者较少。本型主要引起头痛症状。椎－基底动脉供血不全症状主要表现为以下特点：

1）偏头痛：由于椎－基底动脉供血不足，使侧支循环血管扩张引起头痛。头痛部位主要是枕部及顶枕部，以跳痛和胀痛多见，常伴有恶心呕吐、出汗等自主神经紊乱症状。

2）迷路症状：主要为耳鸣、听力减退及耳聋等症状。

3）前庭症状：主要表现为眩晕，头颅旋转时引起眩晕发作是本病的最大特点。正常情况下，头颅旋转主要在第1~2颈椎之间。椎动脉在此处受挤压。如头向右旋时，右侧椎动脉血流量减少，左侧椎动脉血流量增加以代偿供血量。若一侧椎动脉受挤压血流量已经减少无代偿能力，当头转向健侧时，可引起脑部供血不足产生眩晕。一般头颅转向健侧，而病变在对侧。

4）记忆力减退。

5）视力障碍：患者有突然弱视或失明，持续数分钟后逐渐恢复视力，此系双侧大脑后动脉缺血所致。此外，还可有复视、眼睛闪光、冒金星、黑矇、幻视等现象。

6）精神症状：以神经衰弱为主要表现，多伴有近事健忘、失眠及多梦现象。

7）发音障碍：主要表现为发音不清、嘶哑及口唇麻木感等，严重者可出现发音困难，甚至影响吞咽。

8）感觉障碍：面部感觉异常，口周或舌部发麻，偶有幻听或幻嗅。

9）猝倒：是本病的一种特殊症状。即当患者在某一体位头颈转动时，突感头昏、头痛，患者立即抱头，双下肢似失控状发软无力，随即跌（坐）倒在地。发作前并无预兆，多发生于行走或站立时，头颈部过度旋转或伸屈时可诱发，反向活动后症状消失。这种情形多系椎动脉受刺激后血管痉挛，血流量减少所致。

## 5. 交感神经型颈椎病

由于椎间盘退变和节段性不稳定等因素，从而对颈椎周围的交感神经末梢造成刺激，产生交感神经功能紊乱。交感神经型颈椎病症状繁多，多数表现为交感神经兴奋症状，少数为交感神经抑制症状。由于椎动脉表面富含交感神经纤维，当交感神经功能紊乱时常常累及椎动脉，导致椎动脉的舒缩功能异常。因此交感神经型颈椎病在出现全身多个系统症状的同时，还常常伴有椎－基底动脉系统供血不足的表现。

交感神经型颈椎病的特点是患者主诉多但客观体征少，症状多种多样。

1）头部症状：如头晕或眩晕、头痛或偏头痛、头沉、枕部痛，睡眠欠佳、记忆力减退、注意力不易集中等。患者常主诉头脑不清，昏昏沉沉，甚至出现记忆力减退；有些患者还伴有恶心，少有呕吐。偶有因头晕而跌倒者。

2）眼耳鼻喉部症状：眼胀、干涩或多泪、视力变化、视物不清；耳鸣、耳塞、听力下降；鼻塞、过敏性鼻炎；咽部异物感、口干、声带疲劳；味觉改变等。

3）胃肠道症状：恶心甚至呕吐、腹胀、腹泻、消化不良、嗳气以及咽部异物感等。

4）心血管系统症状：心悸、胸闷、心率变化、心律失常、血压变化等。

5）面部或某一肢体症状：多汗、无汗、畏寒或发热，有时感觉疼痛、麻木，但是又不按神经节段或走行分布。

以上症状往往与颈部活动有明显关系，坐位或站立时加重，卧位时减轻或消失。颈部活动多、长时间低头、在电脑前工作时间过长或劳累时明显，休息后好转。

6）其他：肢体发凉怕冷，还可有一侧肢体少汗，头颈、颜面或肢体麻木等现象。

7）影像学检查：X线片颈椎有失稳或退变。椎动脉造影阴性。

### 6. 食管压迫型颈椎病

食管压迫型颈椎病又称吞咽困难型颈椎病，主要由于椎间盘退变继发前纵韧带及骨膜下撕裂、出血、机化、钙化及骨刺形成所致。此种骨刺体积大小不一，以中、小者为多，矢状径多小于5毫米，在临床上相对少见，易被误诊或漏诊。单纯的食管压迫型颈椎病患者少见，约80%的病例尚伴有脊髓脊神经根或椎动脉受压症状，因此应对其进行全面检查。

### 7. 混合型颈椎病

为上面两种以上类型颈椎病的混合型。

## 都是颈椎病惹的祸

很多人在日常生活中经常会感到脖子僵硬、腰酸背痛，以为这只是劳累的结果，没有在意而未去医院治疗，其实他们不知道这些都是颈椎病的信号，那么颈椎病的信号有哪些呢？根据病情程度的不同，这些信号可分为轻度信号和重度信号。轻度信号如头、颈、背部发僵、发硬、酸痛，颈椎屈伸、转动时症状加重；上肢疼痛或麻木，皮肤感觉迟钝，上肢肌肉无力等。重度信号如四肢无力，双腿酸软，肌肉僵硬，行走困难，下肢瘫痪、大小便失禁、性功能出现障碍等。下面我们来详细了解一下颈椎病引起的各种症状。

## 1. 落枕

落枕是我们日常生活中经常可以遇到的。落枕意味着颈椎周围韧带松弛，失去了维护颈椎关节稳定的功能，被称为"颈椎失稳"。此时，椎关节可能已经发生错位。如果经常落枕，又没有采取有效措施，让椎关节继续失稳、错位，就可能会导致颈椎骨质增生，随着时间推移逐渐发展成严重的颈椎病。因此，我们不能忽视经常落枕这一信号。

## 2. 头痛、头晕

如果你头痛、头晕一直不断，那么不要忽视，最好去医院进行检查，因为头痛、头晕很有可能就是颈椎病的征兆。颈椎病引起头痛、头晕的原因包括以下几个方面：

1）颈椎病累及颈部肌群，引起颈部肌肉持久痉挛性收缩，导致肌肉的血液循环障碍，可产出乳酸、5-羟色胺、缓激肽等物质而引起颈椎病性头痛。

2）颈椎病变直接刺激、压迫或牵拉头部敏感组织而引起颈椎病的症状头痛。

3）病变刺激、压迫或损伤第一、二、三对颈神经而引起颈椎病的症状头痛，尤以枕部为重，也可通过延髓或脊髓三叉神经核的反射作用而使疼痛放射至头部。

4）病变可刺激或压迫椎动脉周围的交感神经丛或颈部其他交感神经，使椎-基底动脉系统或颅内外动脉血管产生舒缩障碍而产生颈椎病性头痛。

5）椎动脉型颈椎病患者，因病变直接累及椎动脉，使椎-基底动脉系统供血不足而产生头痛。

## 3. 呛咳、吞咽障碍

颈椎病也可表现为吞咽时有梗阻感、食管内有异物感，少数人有恶心、呕吐、声音嘶哑、干咳、胸闷等症状。这是由于颈椎前缘直接压迫食管后壁而引起食管狭窄，也可能是由骨刺使食管周围软组织受刺激反应所引起。影像学检查包括 X 线片及钡餐检查等，均可显示椎节前方有骨赘形成，并压迫食管引起痉挛与狭窄征，必要时可行 MRI 等检查。

1）X 线片检查：显示椎体前缘有骨刺形成，典型者呈鸟嘴状。其好发部位以第 5~6 颈椎最多，次为第 6~7 颈椎及第 4~5 颈椎节。约 1/2 病例食管受压范围可达 2 个椎间隙。

2）钡餐检查：在钡餐吞服透视下（或摄片），可清晰地显示食管狭窄的部位与程度。食管的狭窄程度除与骨赘的大小成正比外，还与颈椎的体位有关。当屈颈时，食管处于松弛状态，钡剂容易通过，轻型者甚至不显示狭窄；但仰颈时，由于食管处于紧张与被拉长状态，使钡剂通过障碍程度加剧。

3）MRI 及 CT 检查：均可显示椎节局部的病理改变，包括椎节前、后骨刺生成情况及对食管的影响等。

### 4. 视力下降

颈椎病对视力的影响不仅可以造成常见的视力模糊、视力下降、眼睛胀痛、抽痛、眼疲劳、睁眼无力、畏光流泪、眼睛冒金星等，而且还体现在可造成视野缩小、视力锐减甚至失明等。颈椎病对视力造成的影响是有其特点的，例如：眼部症状和颈椎病症状同时发生或相继出现，与颈椎病的病情变化关系密切。此外，在做眼部检查时常查不出明显的病因，按颈椎病治疗则视力改善，颈椎病影响视力的原因可能与颈椎病造成自主神经紊乱及椎 – 基底动脉供血不足而引发的大脑枕叶视觉中枢缺血性病损有关。眼部症状与头颈部姿势改变有明显关系，不少人感到在某一特殊姿势时，眼部症状和颈椎症状同时减轻，而另一姿势则会同时加重。所以患有颈椎病的朋友们一定要及时进行治疗，若是颈椎病已经影响到了视力，不能只单纯进行眼科治疗，颈椎病的治疗才更加刻不容缓，只有颈椎病的症状得到缓解才能改善视力。

### 5. 颈心综合征

表现为心前区疼痛、胸闷、心律失常（如期前收缩等）及心电图 ST 段改变，易被误诊为冠心病。这是颈背神经根受颈椎骨刺的刺激和压迫所致。颈椎病是由于颈椎骨质增生及颈椎间盘本身及其周围的肌肉、韧带等组织的劳损、老化、外伤，刺激、压迫颈部的神经、血管、脊髓等，可以引起颈项部、上肢、头部，甚至下肢等一系列的临床表现。因为从大脑出来的神经都要先经过颈椎到达全身，头部和上肢的血液供应也需要经过颈椎，所以，由颈椎病引起的临床症状十分复杂。部分交感型颈椎病以心脏症状为主，常有心前区疼痛、胸闷、心慌、心律不齐、血压不稳等症状，常常被误诊为冠心病。

## 6. 胸部疼痛

表现为起病缓慢的顽固性的单侧胸大肌和乳房疼痛，检查时有胸大肌压痛。这与颈 6 和颈 7 神经根受颈椎骨刺压迫有关。

## 7. 高血压

由颈椎病造成的高血压称为颈源性高血压，颈椎病可引起血压升高或降低，其中以血压升高为多。由于颈椎病和高血压皆为中老年人的常见病，故两者常常并存。颈动脉窦位于颈 6 横突前方中、下段颈椎，颈 4~ 颈 6 横突错位时，横突前方肌肉紧张或横突骨性移位，或钩椎关节错位引起斜角肌及筋膜紧张，均可牵张刺激颈动脉窦而致血压波动，常见血压突然升高，有时也可低于正常值。患者多半有头昏或眩晕、颈部僵硬感，肩背部沉重不适。若颈椎多关节错位，则可伴胸闷、气短或心律不齐。颈上交感神经节附着于颈 2~ 颈 3 横突或颈 2~ 颈 4 横突的前方。颈椎错位使横突移位，或颈椎错位损伤引起无菌性炎症，均能导致交感神经兴奋而发生脑血管痉挛。若此种刺激持续存在，会继发性影响脑血管舒缩中枢功能而发展成为全身小动脉痉挛，使血压持续升高。多数患者常有头痛、头晕、失眠、记忆力减退，或全身乏力、倦怠、心悸、胸闷、耳鸣、眼花及性情急躁等。

## 8. 胃部不适

颈椎病患者，尤其是交感型和脊髓型颈椎病患者，都会有恶心、泛酸、饱胀、嗳气、呕吐、纳谷不香、胃中嘈杂、不思饮食等胃部不适征象，这主要是因为当颈段脊髓的硬脊膜等组织受到压迫和刺激时，交感神经的反射出现异常。退变失稳的颈椎发生错位，影响到椎动脉致脑基底动脉缺血，造成延髓缺血而发生恶心（呕吐中枢在延髓外侧网状结构的背部）、头昏。若颈 3~ 颈 5 横突错位而损害到膈神经，则会出现头昏、恶心、呕吐，并伴上肢疼痛不适。颈 3~ 颈 5 横突错位，尤其是钩椎关节侧摆式错位，可引起呃逆。同时，中上段颈椎错位影响到膈神经、椎动脉，还可引起上腹部饱胀、嗳气、食量减少等自主神经功能紊乱的症状。

## 9. 手麻

引起手麻的原因有很多，颈椎病是其中的一种，颈椎病的分型大致分为颈型、神经根型、脊髓型、椎动脉型和交感型，手麻是神经根型颈椎病的症状之一。随着年龄的增长，一些器官会发生退行性变，当颈椎间盘发生退行性变后，往往会导致颈椎间盘突出或颈椎关节增生和肥大，这些突出的颈椎间盘或增生的关节一旦压迫邻近的颈神经根时，便会引发疼痛，从而导致手麻。由于颈椎退化，从而造成脊柱变形、椎间孔狭窄压迫颈神经根，若压迫第六条颈神经根，则会造成拇指的麻木；若压迫第七条颈神经根，则会造成示指、中指、无名指的麻木；若压迫第八条颈神经根，则会造成小指的麻木，严重者会造成手部肌肉萎缩，无法握紧东西。

## 10. 肢体瘫痪、大小便障碍

颈椎病变会引起脊髓、神经等的刺激和压迫，少数患者可以出现瘫痪和大小便障碍，如某些病程较长的神经根型颈椎病可以出现一侧或双侧上肢瘫痪；脊髓型颈椎病可以出现单侧或双侧下肢瘫痪或大小便障碍。这些症状都较严重，但发病率并不高，仅发生于某些特殊的病例，不是每例颈椎病患者都会出现瘫痪。只有少数患者由于外伤或治疗不及时等，病变不断发展，才会出现上述表现。可见，对颈椎病既不能掉以轻心，也不必过分担心和忧虑。大多数颈椎病患者不会发展到如此程度，即使发生了，只要及时治疗，也可以恢复。特别值得注意的是，患者在出现症状之前，首先出现下肢发硬，行走不稳，走起路来头重脚轻，有如在棉花或海绵上行走一样，这些往往是脊髓型颈椎病的早期表现，要立刻到专业医院检查，以便明确诊断，避免错过治疗时机。

## 11. 猝倒

常在站立或走路时因突然扭头出现身体失去支持力而猝倒，倒地后能很快清醒，不伴有意识障碍，亦无后遗症。此类患者可伴有头晕、恶心、呕吐、出汗等自主神经功能紊乱的症状。颈椎病引起的猝倒是椎动脉型颈椎病的一个表现，椎动脉型颈椎病因为椎动脉受到压迫而引起大脑供血不足，突然扭动头部会出现眩晕，进而猝倒。猝倒的颈椎病患者可以马上爬起来，并且神智清晰，不会引起其他脑部疾病。

## 12. 颈椎病会影响"性"福生活吗？

颈椎病会影响性生活，看到这个信息的读者肯定会认为这种理论不靠谱。

众所周知，颈椎病是指颈椎间盘退行性变、颈椎肥厚增生以及颈部损伤等引起颈椎骨质增生，或椎间盘脱出、韧带增厚，刺激或压迫颈脊髓、颈部神经、血管而产生一系列症状的临床综合征。其症状主要表现为颈肩痛、头晕头痛、上肢麻木、肌肉萎缩、双下肢痉挛、行走困难，严重者可导致四肢麻痹，甚至瘫痪。单单没有听说能跟性生活扯上关系。这到底是怎么回事呢？

科学研究发现，颈椎病的确可以引发男性性功能障碍。这是因为颈椎病可以造成高级神经功能及神经中枢的功能失调，使内分泌功能紊乱，抑制垂体促性腺激素的分泌，从而影响性功能。同时，由于颈椎病刺激和压迫交感神经及椎动脉，反射性地使大脑皮质中枢受到抑制，从而影响到阴茎的勃起功能，导致患者出现阳痿等性功能障碍。

由此可见，平时我们一定要保护好自己的颈椎，尤其是男性朋友，要注意劳逸结合，摆正坐姿，切勿贪恋电脑、游戏而久坐，更要避免长期在阴冷潮湿的环境中生活学习，以防招惹颈椎病毁了你的"性"福生活。

 **颈椎病喜欢谁？**

## 1. 头颈部处于单一姿势位置者

该疾病的好发人群多为长期低头伏案工作者或头颈常向某一方向转动者。如办公室工作人员、计算机操作人员、会计、刺绣女工、手术室护士、长期观看显微镜者、交通警察和教师等。

### 2. 中老年人是颈椎病的好发人群

随着年龄的增长，颈椎的慢性劳损会引起椎间盘变性、减弱，形成椎体边缘骨刺，小关节紊乱，韧带增厚、钙化等一系列退化性病理改变。

### 3. 长期不良姿势者

如躺在床上看电视、看书，高枕，坐位睡觉等。

### 4. 有头颈部外伤史者

头颈部外伤并不直接引起颈椎病，但是一些交通事故、运动性损伤可导致颈椎损伤，从而诱发颈椎病。例如，军事训练中造成的颈部意外创伤会导致损伤后的椎间盘、韧带不能修复而发病。不正确的颈部按摩也常有造成瘫痪的报道。

### 5. 颈椎结构发育不良者

先天性小椎管也是发病基础。颈椎中央椎管、神经根管狭小者颈椎病的发病率比正常人高 1 倍。

 **我有颈椎病吗?**

### 1. 怎样早期简单地自我判断颈椎病?

有很多患者经常有这样的疑惑：我经常感觉脖子疼，两边的肩膀也像是有东西压在上面，疼得很难受。而且仰头或是转头的时候，骨头还会有响声，这是颈椎病吗? 答案：不确定。整天脖子疼不一定就是颈椎病，也有可能是睡眠时头颈姿势不当或是枕头垫得过高、软硬不当或高低不平，抑或颈部外伤、颈部受风着凉等引起的，当然也有可能是早期的颈椎病引起的。可以先做物理检查，包括：

1）前屈旋颈试验：令患者颈部前屈，嘱其向左右旋转活动。如颈椎处出现疼痛，表明颈椎小关节有退行性变。

2）椎间孔挤压试验（压顶试验）：令患者头偏向患侧，检查者左手掌放于患者头顶部、右手握拳轻叩左手背，如出现肢体放射性痛或麻木，表示力量向下传递到椎间孔变小，有根性损害；对根性疼痛程度严重者，检查者用双手重叠放于头顶、向下加压，即可诱发或加剧疼痛。当患者头部处于中立位或后伸位时出现加压试验阳性称之为 Jackson 压头试验阳性。

3）臂丛牵拉试验：患者低头，检查者一手扶患者头颈部、另一只手握患肢腕部，做反方向推拉，看患者是否感到放射痛或麻木，这称为 Eaten 试验。如牵拉同时再迫使患肢做内旋动作，则称为 Eaten 加强试验。

4）上肢后伸试验：检查者一手置于健侧肩部起固定作用，另一只手握于患侧腕部，并使其逐渐向后、向外呈伸展状，以增加对颈神经根牵拉，若患肢出现放射痛，表明颈神经根或臂丛有受压或损伤。

## 2. X 线片检查

正常 40 岁以上的男性，45 岁以上的女性约有 90% 存在颈椎椎体骨刺，故有 X 线片改变，不一定有临床症状。现将与颈椎病有关的 X 线片分述如下。

1）正位：观察有无寰枢关节脱位、齿状突骨折或缺失。第 7 颈椎横突有无过长，有无颈肋。钩椎关节及椎间隙有无增宽或变窄。

2）侧位

①曲度的改变：颈椎发直、生理前突消失或反弯曲。

②异常活动度：在颈椎过伸过屈侧位 X 线片中，可以见到椎间盘的弹性有改变。

③骨赘：椎体前后接近椎间盘的部位均可产生骨赘及韧带钙化。

④椎间隙变窄：椎间盘可以因为髓核突出，椎间盘含水量减少发生纤维变性而变薄，表现在 X 线片上为椎间隙变窄。

⑤半脱位及椎间孔变小：椎间盘变性以后，椎体间的稳定性下降，椎体往往发生半脱位，或者称之为"滑椎"。

⑥项韧带钙化：项韧带钙化是颈椎病的典型病变之一。

3）斜位：拍脊椎左右斜位片，主要用来观察椎间孔的大小以及钩椎关节骨质增生的情况。

### 3. 肌电图检查

颈椎病及颈椎间盘突出症的肌电图检查都可提示神经根长期受压而发生变性，从而失去对所支配肌肉的抑制作用。

### 4. 磁共振成像检查

MRI 已用于诊断后纵韧带骨化、椎管狭窄、脊髓肿瘤等所致的椎管扩大或骨质破坏，测量骨质密度以估计骨质疏松的程度。此外，由于横断层图像可以清晰地见到硬膜鞘内外的软组织和蛛网膜下隙，故能正确地诊断椎间盘突出、神经纤维瘤、脊髓或延髓空洞症，对于颈椎病的诊断及鉴别诊断具有重要价值。

# 生活行为篇

## 不打针，不吃药，
## 防治颈椎病

颈椎病是现代临床上的一种常见病、多发病，随着电脑普及，发病率日渐增高，且趋于年轻化。如果您患有颈椎病，或是颈椎病的高发人群，请跟我一起学学怎么样不打针，不吃药，防治颈椎病吧！

# 防患于未然

## 1. 人人都要重视预防颈椎病

即使您没有颈椎病，也要注意以下几点，预防颈椎病的发生。

1）颈椎病的预防应严防急性头、颈、肩外伤：头颈部跌扑伤、碰击伤及挥鞭伤，均易造成颈椎及其周围软组织损伤，引起颈椎病，故应积极预防。

2）小儿颈部肌肉尚不发达，颈软，如过早抱起或抱孩子姿势不恰当，极易造成过伸性颈椎损伤，导致颈椎病的发生；顶牛、头顶立、前滚翻及骑颈娱乐等，均可造成活动损伤。一旦发生外伤，除治疗软组织损伤外，还要及时治疗颈椎小关节错位，以防止发展成颈椎病。因此，在颈椎病的预防中，这些因素都应及时避免。

3）纠正生活中的不良姿势也属于颈椎病的预防措施之一。颈肩部软组织慢性劳损是发生颈椎病的病理基础。例如，有人喜欢俯卧，为了呼吸，只能将头扭向一边，这样会发生 1~4 颈椎扭伤；有人平时姿势尚好，但当看小说、看电视时，习惯把头靠在床栏杆上或沙发扶手上，造成屈颈屈背扭腰等，这样也会造成颈椎病。

## 2. 有利于颈椎的小习惯

颈椎病一直是办公室一族健康的大敌，很多长期从事与电脑有关工作的朋友都或多或少存在腰酸背痛的情况。如果长期忽视处理，这些小问题就可能变成"大麻烦"，颈椎病不仅难治疗，还会影响平时的生活。

如何不让小麻烦继续变大呢？如何缓解颈部的疼痛呢？其实并不需要进行专业的按摩治疗，日常多晒晒脖子，游游泳就可以解决这些疼痛。

1）适宜的温度：颈部保暖不仅可以避免颈部疲劳，而且可以避免头颈部血管因受寒而收缩，使脑部的血液循环减慢。

①晒脖子：晒脖子对颈椎病患者是非常有益的。太阳光照射可使局部温度升高，能加速局部血液循环，使血气和经络畅通，也有利于营养成分的输送，可以缓解颈椎的疼痛，有助于颈椎病康复。此外，经常晒太阳有助于维生素 D 的吸收，进而促进肠道对钙、磷的吸收，有防治骨质疏松的作用。

②办公室内做好颈部保暖：建议女性在办公室里放条小围巾，把脖子围上，这样可以避免颈部受寒，消除颈椎病的诱发因素。尤其在夏天的时候，避免空调直吹颈部。

③炒盐热敷：在小口袋里放点炒热的盐，稍微凉一下，放在颈椎上，等盐全凉了再拿下来，这样可以使局部温度升高，促进血液循环。还可以睡觉前把姜切成丝装进袋子里系在脖子上，达到驱寒的目的。

2）良好的坐姿：从事编校、打字、会计、写作、编织等工作的人员，由于工作体位和姿势的关系或长时间低头，使颈部的肌肉处于一种长期非协调受力状态，颈后部的韧带和肌肉受到牵拉、劳损，椎体前缘相互磨损而增生，颈椎间盘出现老化、慢性劳损，从而继发一系列症状。

颈椎病患者平时要注意端正坐姿，正确的坐姿应采取自然端坐位，保持颈部、胸部挺直，头部略微前倾，眼和桌面保持 30 厘米左右的距离（图 9）；工作时间超过 1 小时，应稍休息几分钟，并定时向远处眺望，做颈部运动或按摩。此外，桌椅的高度要适中，如桌子过高或椅子过低，就会使人头部过度后仰和双肩上抬、眼睛和桌面的距离缩短，易造成颈肩部肌肉劳损及视力疲劳；如果桌子过低或椅子过高，则使颈部过于前倾前屈，更容易导致颈项部的劳损。上班休息期间不要趴在桌子上睡觉；回家之后不要长时间看电视，更不要侧卧在沙发上看电视、蜷缩在被窝里玩手机等，应该多活动颈部，使颈部肌肉得到放松。避免颈部长期做重复的动作，此外，加强锻炼，增强体质。避免在颈部过于劳累的状态下工作、看书、看电脑等。

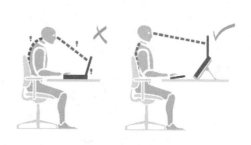

图 9　正确的坐姿

3）适合的枕头：人的 1/3 时间是在床上度过的，枕头是颈椎的保护工具，枕头的高低软硬对颈椎有直接影响，最佳的枕头应该是能支撑颈椎的生理曲线，

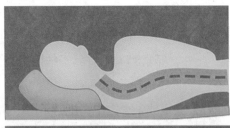

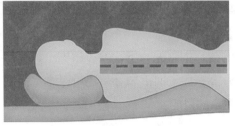

图10　正确的枕头高度

并保持颈椎的平直（图10）。人在熟睡后，颈肩部肌肉完全放松，仅靠椎间韧带和关节囊的弹性来维护椎间结构的正常关系。如果长时间使用高度不合适的枕头，使颈椎某处屈曲过度，则此处的韧带、关节囊会因为牵拉而损伤，造成颈椎失稳，发生关节错位，进而发展成颈椎病。患者常表现为睡眠中或醒后颈项不适、落枕、头晕、头痛或顽固性失眠等症状。枕头要有弹性，枕芯以木棉、中空高弹棉或谷物皮壳为宜。喜欢仰卧的，枕头的高度一般以5厘米为宜（受压以后的高度）；喜欢侧卧的，枕头的高度一般以10厘米为宜。仰卧位时，枕头的下缘最好垫在肩胛骨的上缘，不能使颈部脱空，头应放于枕头中央，以防落枕。枕头不合适，会造成颈椎间盘突出，反复落枕往往是颈椎病的先兆，要及时去医院就诊；另外要注意的是枕席，枕席以草编为佳，竹席一则太凉，二则太硬，最好不用。

4）良好的睡姿：人体躯干部、双肩及骨盆部横径较大，侧卧时脊柱因床垫的影响而弯曲，如果长期偏重于某侧卧位，脊柱会逐渐侧弯，较轻的患者醒后腰背僵硬不适，需要起床活动才能恢复正常，严重者可发展成脊柱病。睡眠应以仰卧为主，侧卧为辅，要左右交替，侧卧时左右膝关节稍微弯曲对置。

5）适度的运动：适合颈椎病患者的运动有游泳、打羽毛球等。游泳以蛙泳最佳。每周1~2次蛙泳。蛙泳在换气时颈部从平行于水面向后向上仰起，头部露出水面呼吸，头颈始终处于一低、一仰的状态，正好符合颈椎的锻炼原则，能对预防和治疗颈椎病起到积极的作用。打羽毛球接高球时的动作原理与蛙泳大致相同。蛙泳及打羽毛球防治颈椎病要因时、因人而异，严重的颈椎病患者就不能进行游泳锻炼。此外，建议多做些眼保健操等眼部按摩，因为眼睛劳累也会导致颈部劳累。

6）适当的牵引：适当的牵引对颈椎病是较为有效且应用广泛的一种治疗方法，也是公认的治疗颈椎病的基本手段。

### 3. 颈椎病患者工作时需要注意什么?

颈椎病是临床常见疾病，是指因颈椎退行性变引起颈椎管或椎间孔变形、狭窄，刺激、压迫颈部脊髓、神经根，并引起相应临床症状的疾病。很多年轻人患有此病，治疗的同时除了应注意保持良好的生活习惯，工作时也需要注意以下事项。

1）注意休息，劳逸结合：患者需要定时改变头颈部体位，长时间低头工作之后抬起头，向四周各方向适当地活动颈部，不要总是让颈椎处于弯曲状态。伏案工作不宜一次持续很长时间，如果持续低头 1 个小时以上，会使颈椎椎间隙内的高压在短时间内不能有效恢复，这样会加重颈椎病病情。

2）应当减少工作量：颈椎病患者症状较重、发作频繁时，应当停止工作，绝对休息，最好能够卧床休息。这样在颈椎病的治疗期间，有助于提高治疗效果，促使病情早日缓解，机体早日康复。

3）工作中应该避免长时间吹空调：由于颈椎病的发病是多种因素共同作用的结果，寒冷和潮湿容易加重颈椎病的症状，所以患者应当尽量减少在气温过低，或者寒冷潮湿的条件下长期低头伏案工作，以防止加重颈肩部疼痛症状。

### 4. 颈椎病患者的日常生活自我健康管理

颈椎病患者日常生活自我健康管理有以下几个方面的内容：

1）低头屈颈长时间工作，颈后椎旁肌肉因持续紧张而容易疲劳，颈椎关节亦会劳损。因此工作时间不能太久，最好 1～2 小时便休息一下，或重新换个姿势或动作。

2）晚上睡觉枕头太高会使颈椎屈曲，长时间这样会增加颈椎劳损。看书时自然要低头对着书本，如果把书用支架倾斜放，头可以略微抬起，这样就可以不用长时间屈颈了。

3）用手支撑下颌，对颈椎病患者来说是个好习惯，不仅可以减轻颈肌的负担，还可以避免颈肌过度劳累。颈椎病患者如果椎动脉受压会引起脑缺血而产生眩晕，头向后仰时会加重压迫，所以每次抬头望天花板时便会有眩晕的症状，应注意避免这个动作。

4）颈椎压迫到神经根则会引起从上肢至指端的麻痛无力，做颈部牵引可以扩大椎间孔，减轻神经根的压迫，症状就会自然而然地缓解，颈椎病患者应多做颈部功能锻炼，尤其是伸颈动作，一方面可使颈椎关节保持一定的活动范围，避免关节囊、韧带等软组织退化僵硬；另一方面可使颈部肌肉发达，增加支撑力，避免劳损萎缩。

5）早上漱口时顺便活动一下脖子，是一举两得的事。为避免颈肌长时间因支撑头颅而产生疲劳，休息时多躺靠背椅，使颈肌放松，是避免劳损的一个好方法。由于椎间盘变性变窄，颈椎小关节松弛，有时会在某个位置卡住，即发生了移位，此时会有颈痛、活动不灵、容易疲劳，甚至引起眩晕、头痛等症状。用推拿、牵引等方法可以迅速复位，症状得到缓解。没有就医时，还可以俯卧靠近床边，使头自然下垂到床沿外，利用头颅本身的重量自行牵引，此法有时也能复位，不过年纪大、高血压者忌用；没有人在旁辅助也不能用此方法。

## 5. 颈椎病你"戒"掉了吗?

颈椎病是一种慢性疾病，形成周期较长，其治疗过程也相对漫长，为了防止病情加重，平时应多注意自我保健与锻炼。日常保健不仅可以很好地养护脊椎，同时可以加快疾病的恢复。因此颈椎病患者应做到以下几点：

1）颈椎病患者在运动时动作要慢、放松，切不可用力过度，使颈部肌肉完全处于放松状态，尽可能伸展，以便促进血液循环，加快恢复速度。

2）颈椎病患者运动时要维持心态平和，不能心浮气躁，保证身心健康发展，不良情绪可能会影响病情发展。

3）颈椎病患者要坚持每日锻炼，不能太心急，根据自己的情况量力而行。锻炼后还可适当捏一捏颈部或按揉风池穴等进行放松，对颈肌疲劳有缓解作用，还可以增加颈椎柔韧度。

4）注意颈肩部的保暖工作，尤其是出汗和洗澡后，避免受风受寒，以免加重病情。

5）对于颈椎病患者来说，饮食上也要多加注意。应以富含钙、蛋白质、维生素B族、维生素C和维生素E的食物为主，不能吃生冷、油腻、辛辣、刺激性等食物。

6）吸烟、喝酒也对颈椎病有很大的影响，戒烟、戒酒同样有利于疾病的恢复。

## 6. 冬季颈椎病患者要做好颈部保护措施

冬季比较寒冷，容易诱发颈椎病，患者要在此期做好颈部保护措施，方法如下。

1）注意颈部保暖：佩戴围巾对颈部进行保暖，这样可以避免颈部受寒，起到保护颈部的作用，消除颈椎病的诱发因素。

2）合理用枕：枕头一定要适合颈部的生理要求。睡觉时颈肩部肌肉完全放松，只靠椎间韧带和关节囊的弹性束维护椎间结构的正常关系，长时间用高度不宜的枕头，可使颈椎某处屈曲过度，导致颈椎受损，所以患者一定要合理用枕。

3）生活中纠正不良姿势：冬季天气比较寒冷，颈部活动不足，长时间坐着工作或者在家看电视等，姿势不良容易引起颈肩部软组织慢性劳损，这是引发颈椎病的病理基础，颈椎病患者一定要尽可能地矫正生活中的不良姿势。

4）避免颈部受伤：冬季经常出现雨雪天气，行走时容易滑倒，患者一定要注意安全；乘坐快速交通工具，要注意保护颈部，最好不要在车上打瞌睡，避免颈椎意外受伤；严防急性头、颈、肩外伤，头颈部扭伤、碰击伤等均易发生颈椎以及周围软组织损伤，直接或间接引起颈椎病，所以应特别注意。

## 7. 防止颈椎病复发的几种方法

颈椎病是慢性病，治疗症状减轻后还应该加强日常锻炼避免颈椎病复发，以下 4 种方法可以避免这种情况发生。

1）防止外伤：外伤可以使颈椎稳定性受到破坏，患者康复之后一定要保护颈部，避免用力摇动；睡觉时选择合适的枕头，避免落枕。一定要避免所有诱发颈椎病的因素。

2）加强颈部肌肉锻炼：颈部肌肉锻炼可缓解颈部酸痛症状，可以尝试以下方法：双手叉腰，放慢呼吸，缓缓低头使下巴尽量接触第一领扣；仰头，头部尽量后仰；左右歪头，耳垂尽量达到左右肩峰处；左右转颈，颜部尽量接触肩峰。

3）坚持搓脚掌：患者可以做搓脚掌动作，两脚踇指根部内侧横纹尽头处是人体颈椎反射区，可以每天用手搓擦此区，用来刺激颈部神经，防止颈椎病复发。

4）坚持做颈椎牵引：颈部牵引可以使颈部肌肉得到锻炼，缓解肌肉酸痛的症状，可以尝试自我牵引方法。患者双手十指交叉合拢，举到头顶上方放在枕颈部，头后仰，双手逐渐用力向头顶方向持续牵引 5~10 秒，连续 3~4 次可起到缓解椎间隙压力的作用。

 **颈椎病的日常保健**

### 1. 按摩颈椎要慎重

按摩对解决颈椎问题有效吗？什么情况下可以通过按摩来治疗颈椎病，应该谨慎对待。颈椎病是一种初起症状不明显，发展缓慢、逐渐加重的疾病。许多人颈部稍感到酸痛、时间不长、程度不重，其实并不是真正的颈椎病，那是颈肩痛，颈肩痛的症状会有头晕、恶心、头痛，极易复发。如果不注意或不及时治疗，很容易发展成为真正的颈椎病。

正确的按摩方法对颈椎病很有效，但大多数的"按摩师"本身不是专业的按摩师。颈椎病早期症状轻的时候，不要选择去按摩院按摩，应该到正规医院进行检查，确认没有明显的神经受压和颈椎的器质性改变后，可以做一些放松肌肉的按摩。对于不同情况，按摩的手法不同，没有器质性病变的患者应做简单、局部的放松肌肉的按摩。如果已经发生颈椎骨质增生、骨质疏松、颈椎间盘突出和退变，说明颈椎结构已经出现器质性病变，随意的手法按摩，特别是旋转"侧搬"脖子等不正确的手法，轻则导致症状加重，重者可能会造成颈椎附件的骨折、髓核组织的脱出、压迫神经。对于伴有血管畸形或心脑血管病变的老人，要尤为注意，有些不适合的按摩手法可导致颈椎骨折、椎动脉损伤、脑供血不足等，诱发脑卒中发作。

脊髓型脊椎病是颈椎病中最为严重的一种。是由于颈椎骨质增生或颈间盘突出压迫脊髓造成的。患者有四肢肌力下降、麻木发软、走路不稳，如踩在棉花上、深一脚浅一脚的感觉，局部疼痛症状较晚。如果出现了这样的症状，千万不要盲目按摩，一定要到正规医院检查，确定诊断后接受正规治疗。

以下是颈椎病自我按摩步骤：

1）按摩百会穴：用中指或示指按于头顶最高处正中的百会穴，由轻到重用力按揉 20~30 次。功效：健脑宁神，益气固脱。

2）对按头部：双手拇指分别放在太阳穴处，其余四指分开，放在头部两侧，双手同时用力按揉 20~30 次。功效：清脑明目、振奋精神。

3）按揉风池穴：两手拇指分别按在同侧风池穴，其余手指附在头两侧，由轻到重按揉 20~30 次。功效：疏风散寒、开窍镇痛。

4）拿捏颈肌：右手上举至颈后，拇指放在同侧颈外部，其余四指放在颈肌对侧，手对合，将颈肌向上提起后放松，沿风池穴拿捏至大椎穴 20~30 次。功效：解痉镇痛，调和气血。

5）按压肩井穴：右手中指指腹按在对侧肩井穴处（大椎与肩峰连线中点），由轻到重按压 10~20 次。两侧交替进行。功效：通经活络、散寒定痛。

此外，按揉颈部患处也缓解颈部疼痛症状。此方法可以寻求他人帮忙，也可自己完成。手掌按揉患处，持续 5~10 分钟，按揉时用力不能太小，也不可过大损伤颈部。按揉完后在颈部捶拍 1~2 分钟，可以促进颈部血液循环，使颈部肌肉得到放松。

## 2. 摩头搓脸法

摩头搓脸可治疗颈椎病是经过长期生活经验总结而流传下来的，实践证明长期坚持对治疗颈椎病有一定的作用（图 11）。

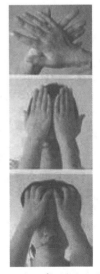

在进行摩头搓脸时，双臂和肩关节都得到了运动，可有效缓解上肢乏力、麻木等症状。中医认为，"头为诸阳之会"，人体十二经脉和奇经八脉中有多条都在头部聚会，而且头面部有很多保健穴位。对头面部进行搓揉、按摩促进了头部的血液循环，能起到畅通气血、疏通经脉、调节大脑神经的作用，从而使头脑清醒，缓解疲劳，有效消除颈椎病引起的头痛、头晕麻木等症状，同时可增强上肢的肌力。

搓脸：清洁完面部后坐好，头稍向上仰。两掌相对，

**图 11　摩头搓脸法**

用力搓擦，由慢到快，待两手掌搓热后，立即搓脸，先从左侧开始，经额头到右侧，再经下颌搓回左侧，如此为 1 周。从左到右轻轻搓 10 周，再从右到左搓 10 周，每日 3 次。

摩头：两手虎口相对分开放在耳上发际处，示指在前，拇指在后，从耳上发际向头顶推动，两虎口在头顶上会合时将头发向上提拉，反复推摩 15 次，推摩时可稍用力。然后两掌自前额像梳头一样向头后按摩，至后颈时两掌手指交叉，以掌根挤压颈部 10 下，每日 5 次。

### 3. 颈椎病患者热敷有好处吗？

颈椎病患者应该注意颈部保健，平时要多转动颈部，缓解颈部肌肉疲劳，除此之外，还可以用毛巾热敷颈部（图 12），作用如下：

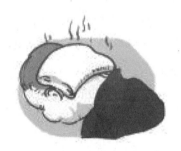

图 12　颈部热敷

1）中医上讲"温则通，通则不痛"，热敷具有去痛、养生保健的作用，可以有效去除身体的疼痛。用毛巾热敷颈部可缓解不适症状，颈椎病患者可以用毛巾热敷，可有效改善疼痛症状。

2）毛巾热敷颈部可以改善颈椎病患者的头晕症状。将热毛巾放在头部后方，每次数分钟，这样可刺激后头部的穴位，改善部分患者的头晕症状，还可提高患者的反应力和思维能力。

毛巾热敷颈部可以治落枕。轻微落枕可用热毛巾敷患处，并配以颈部活动。头部慢慢向前弯，轻轻向前后左右侧转动，并且毛巾热敷可以缓解颈椎病早期症状，如颈部发硬、酸痛或者受凉后颈部轻微疼痛，热敷有促进血液循环，缓解肌肉痉挛的作用。

方法：热敷时，应选择洁净的毛巾，在 40~45℃中的热水中浸泡，拧干后敷于患病部位，接触皮肤时应没有灼痛感。最好在患处盖一层干净的布或棉垫。每 5 分钟更换一次毛巾，最好交替使用。每次热敷时间 15~20 分钟，每天敷 3~4 次。

此外，盐炒热后热敷颈部对颈椎病有很好的治疗效果。方法：首先准备一个 20 厘米 ×40 厘米左右大小的布口袋，往洗干净的锅中放入适量的盐，炒热之后加入适量的红花、花椒等中药，最后把炒热的盐装进准备好的口袋中，用绳子系紧袋口。颈椎病患者躺在床上，待盐袋温度适合时放于颈椎处，注意不要烫伤皮肤。每天坚持 3~5 次，另外配合跑步、颈椎保健操等锻炼方法，日久会有明显缓解颈椎病症状的效果。

炒盐热敷颈部是一种简单易行，能缓解症状的方法，在家庭中经常用到。盐性味微辛，有补肾强骨、温经通络之功效；红花性味辛温，归肝、肾二经，具有活血祛瘀、温经镇痛之功效；花椒性味辛温，归脾、胃、肾三经，外用有温经散寒、通络镇痛之功效，将三者放入口袋中热敷于颈部可以起到缓解颈部疼痛和酸胀的作用。

## 4.5 种简单梳头法缓解颈椎病

你有没有听过用梳头的方法进行颈椎病的治疗呢？这种说法是不是很难相信？下面就让我们一起听听专家介绍中医巧用梳头法治疗颈椎病的相关内容吧。

中医有"痛则不通，通则不痛"的说法。由于多种原因造成颈部瘀痧堆积，经络受阻，气血不畅，局部出现退行性病变。而梳头方法进行颈椎病的治疗，就是运用牛角梳在头颈部相应的全息穴区和经络穴位上不停地刺激，使头颈部毛孔开泄，体内有害物质外排，经络畅达，气血宣通，阴阳平衡，改善局部血液循环，达到治疗的目的。

下面，我们就介绍 5 种简单的梳头方法，以缓解颈椎病带来的痛苦。

1）历梳法：上下左右做长条状梳理，梳理面压力大、速度快，有疏泄病邪、流通血脉的功效，适用于痰湿阻络型颈椎病。

2）项梳法：用梳背或梳柄沿枕部向两侧肩部梳理，然后原路返回，重复10 次，有化瘀镇痛、舒筋活血的功效，适用于各型颈椎病。

3）平梳法：上下左右做短距离的梳理，梳理面压力小、速度慢，有活血化瘀、通气活络的功效，适用于气滞血瘀型颈椎病。

4）摩梳法：用梳背或梳柄根据治疗部位做环形摩动，力度要适宜，以局部发热为度，有通经活络、活血补虚的功效，适用于风寒湿型颈椎病。

5）拍梳法：用梳背沿头顶向枕部拍打，然后再拍打两侧，重复 10 次，有消除疲劳、疏通经络的功效，适用于肝肾不足型颈椎病和气血亏虚型颈椎病。

用梳头方法进行颈椎病的治疗，患者取坐位或站立位，全身放松。用保健牛角梳耳棒按揉神门穴、肾俞、阿是穴 60 次，以发热为宜。梳头颈时一般用历梳法，即加强按压力，对年老体弱和儿童宜用平梳法，即按压力适中，颈部出痧 5 天左右消退后再继续治疗，其间每日可做头颈部旋转和上下肩部运动，平时注意工作姿势，劳逸结合，多保暖。

## 5. 自制小枕头

自己制作一个宽 12 厘米、长 20 厘米的小枕头，放在颈后部，仰卧 30~60 分钟，每天 2 次。此方法可以矫正脊柱异常，使颈部肌肉得到放松。

## 6. 自制牵引带

有条件的患者可以自制一个牵引带进行颈部牵引锻炼，每天 1~2 次，每次 15~20 分钟。患者应坚持牵引锻炼，不可前功尽弃。需要注意的是脊髓型颈椎病和椎动脉型颈椎病患者不适合做颈椎牵引。

## 7. 颈椎病的家庭康复

颈椎病的家庭康复应注意以下 4 点。

1）睡眠体位：保持良好的睡眠体位对颈椎病的预防和康复具有较好的作用。正确的睡姿是仰卧于床上，使双膝、双髋略屈曲，头颈保持自然仰伸位最为理想，这样可使颈项部的肌肉、韧带及关节获得最大限度的放松与休息。对不习惯仰卧睡眠的患者，可采取仰卧位和侧卧位交替睡眠法，经过一段时间的睡眠后即可适应。

2）枕头：枕头除了质软、透气性好等要求外，枕头的高度以 10~11 厘米为宜，睡眠时枕头放在颈后为佳，避免高枕、低枕及不枕枕头。

3）日常生活姿势：在日常生活中颈部应保持正确的姿势，尽可能避免各种不良的体位，减少颈椎病的发生和复发。

4）谨防寒湿刺激：应注意颈项部保暖，避免局部肌肉感受寒湿，避免居住在潮湿环境。

**动动更健康**

### 1. 运动为什么可以调理颈椎病?

运动是防治颈椎病的最佳方式之一。从人体解剖结构的特点来看，脊柱是全身骨骼肌肉系统的中枢，全身的肌肉群几乎呈放射状与颈椎密切相关，全身各关节肢体的运动都会影响脊柱包括颈椎的姿态和稳定性；反过来说，肌肉关节运动功能下降，如平衡性和耐力的下降，也会增加颈椎的运动失衡或功能障碍，并进而促使颈椎过早退行性增生。

运动对于颈椎病的调理作用主要体现在以下几个方面：

1）通过肌肉和关节的运动，解除对颈髓、脊神经根和椎动脉等神经、血管的压迫。

2）通过颈椎主动或被动运动训练，改善局部的血液循环，促使水肿、炎症等尽快消散。

3）通过颈背部的肌肉力量训练，恢复和增强颈部及上肢等肌肉的力量，平衡颈肩背部两侧的肌力，保持颈椎的稳定性，防止肌肉萎缩。

4）通过颈背部的肌肉力量训练，减轻肌肉痉挛状态，缓解疼痛。

5）通过颈椎关节活动度训练，改善颈椎的功能活动，防止颈椎关节的僵硬。

根据身心医学的理论，颈椎病的发病并不仅和骨骼肌肉系统的功能失衡有关，也是身体-心理-社会各种复杂致病因素长期作用的结果。现代社会中，人们要面对生活、工作各方面的压力，交感神经系统长期处在高度应激状态，颈椎病只是这种长期高负荷下整体健康状态下降的集中体现。运动对身心健康的影响则是全面性的。

### 2. 颈椎锻炼四字要诀——慢、松、静、恒

你想通过运动缓解颈部疲劳吗？你想通过锻炼防治颈椎病吗？你清楚锻炼的要点和注意事项吗？请仔细阅读颈椎锻炼四字要诀，可能会对你有所助益。

1）慢：运动过程中动作一定要缓慢，千万不要快速地扭动脖子、左右摆头，以免引起颈椎及周围组织损伤，导致颈部血流受阻引起头痛、眩晕等不适。

2）松：运动过程中颈部始终要保持放松状态，不能让肌肉持续紧绷，运动时也不要用力过猛，要充分放松身体及颈部，使全身血液通畅，肌肉和关节得到充分舒展，这样才能达到锻炼颈椎的目的。

3）静：在进行颈部锻炼时，要保持心情平静，集中精力排除杂念，当身心高度集中时，能够充分感觉到运动锻炼过程中颈部肌肉和关节的变化，能使运动更到位，对颈椎病患者更有益。

4）恒：要有恒心，坚持不懈，这是最关键、最重要的一点。颈部的运动锻炼需长期坚持才能达到防治颈椎病的目的。

### 3. 颈椎病自我治疗体操训练 6 大要点

颈椎病常常令我们苦不堪言，还会影响我们的身体健康，而治疗颈椎病有什么有效方法？就是自我治疗体操训练。

但需要提醒的是，虽然自我治疗体操训练可有效缓解颈椎病症状，但在锻炼时也需要注意以下 6 点：

1）由于每位患者的身体状况和病情不同，颈椎病自我治疗体操训练需在医师的同意下进行。

2）在做颈椎病自我治疗体操训练时，如果感觉不舒服，出现呕吐、头晕、肢体麻木或十分痛苦等情况，需立刻停止，并尽快去医院诊治。

3）练习时，强度不要过强，以免拉伤颈部的肌肉，加重颈椎病。颈部肌肉尽量放松，让肌肉各关节得到舒展，促进气血的流通。

4）进行自我治疗体操练习，节奏要由慢到快，动作活动范围由小到大。同时，排除杂念，专心练习，对身心健康起到良好的调节作用。

5）运动过程中动作一定要缓慢，千万不要快速地扭动脖子，左右摆头以免引起颈椎及周围组织损伤，导致颈部血液受阻，使患者出现头痛、眩晕等不良反应。

6）患者在练习时，需持之以恒，只有坚持不懈，才会有效治疗颈椎病。

## 4. 合适的才是最好的

运动调理颈椎病的方法有很多，下面大家可以根据自身情况和条件选择合适自己的方法。

**（1）颈部运动**

**方法**：头向前倾 10 次，后仰 10 次，左倾 10 次，右倾 10 次。做完以上动作后可以缓慢摇头，左 10 圈、右 10 圈。

**功能**：可以缓解肌肉疲劳。

此外，做以下运动也可以缓解颈椎病引起的不适症状。

1）前俯后仰：自然站立，双眼平视前方，双脚稍微分开，与双肩同宽，双手叉腰。先抬头后仰，同时吸气，双眼望着天空，并且停留片刻，之后缓慢低头，呼气，双眼看地。上下反复做 4 次，以舒展、轻松、缓慢、不感到难受为宜。

2）举臂转身：患者自然站立，双眼平视前方，双脚略微分开，与肩同宽，双手自然下垂，先举右臂，手掌向下，抬头目视手心，身体慢慢转向左侧，停留片刻，转身时，注意脚跟转动 45°，然后身体转向右后侧，同时慢慢吸气，回转时慢慢呼气，动作要缓慢、协调，转动颈、腰部时，要以最大幅度为宜，停留片刻后回到原来姿势，完成后换左臂，方法同上，反复做 2 次。

3）左右旋转：患者保持自然站立，双目平视，双脚略微分开，与肩同宽，双手叉腰。先将头部缓慢转向左侧，同时吸气，右侧颈部伸直后停留片刻，然后缓慢转向左侧，同时呼气，左边颈部伸直后，停留片刻。以上动作重复 4 次。注意：整套动作要轻松、舒展，以不感到头晕为宜。

**（2）摇动上肢**

**方法**：患者左臂摇动 20 次，再右臂摇动 20 次，重复做以上动作 10~20 次。

**功能**：患者在摇动上肢时可以带动颈部肌肉运动，锻炼上肢，有助于缓解颈部症状。

**（3）练习手指**

**方法**：患者两臂伸平，五指做屈伸运动，连续 50 次。

**功能**：此方法可以缓解患者上肢麻木症状。

**（4）局部按摩**

**方法：** 找到风池穴附近压痛点，或者肌肉绷紧处，进行揉按、推掐动作。

**功能：** 局部按摩可以缓解颈部酸痛症状。

**（5）摩掌擦腰**

**方法：** 患者将手掌合并擦热，双手摩擦腰部，可上下方向擦动，连做 50 次。

**功能：** 有助于改善局部血液循环，缓解下肢无力等症状。

**（6）颈椎病康复运动操**

1）准备姿势，两脚分开与肩同宽，两臂自然下垂，全身放松，两眼平视，均匀呼吸，站坐均可。

2）十指交叉贴于后颈部，左右来回摩擦 100 次。

3）头先向左后向右转动，幅度宜大，以自觉酸胀为好，连做 40 次。

4）前后点头。头先前再后，低头时颈项尽量前伸拉长 40 次。

5）双手置两侧肩部，掌心向下，两臂先由后向前旋转 25~35 次，再由前向后旋转 20~30 次。

6）头用力左旋，并尽量后仰，眼看左上方 5 秒钟，复原后，再旋向右，看右上方 5 秒钟。

7）双手上举过头，掌心向上，仰视手背 5 秒钟。最后是放眼观景，手收回胸前，右手在外，劳宫穴相叠，虚按膻中穴，眼看前方，5 秒钟，收操。

**（7）坐式脊柱操**

1）伸腰挺胸，双上肢向上、后方用力伸出（俗称伸懒腰）4~6 次。

2）头缓慢向左右转看肩背（头尽量向后转到最大限度）4~6 次。

3）臀部坐在椅子的前 1/3 处，上身放松，整个上身划弧转动，先顺时针转 4~6 圈，再逆时针转 4~6 圈。

4）双手搓腰眼 3~4 分钟。

5）双手交替拿捏后颈（图 13），同时头向后方轻微活动 3~4 分钟。

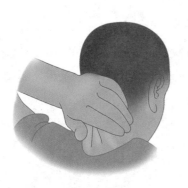

**图 13 双手交替拿捏后颈**

6）头前屈、后伸、左右侧屈各 4~6 次。

**（8）颈椎保健操**

颈椎病保健操有助于改善颈部血液循环，促进炎症的消退，解除肌肉痉挛，减轻疼痛，防止肌肉萎缩，常做颈椎保健操有利于预防颈椎病。

1）按摩颈部：两手轮流按摩颈部 30~40 次，然后按压风池穴，再用双手拇指第一节掌面用力向上向下按摩 40~70 次。

2）侧展：吸气时头向左展，呼气时头还原。接着吸气时头向右展，呼气时头还原，反复做 15 次。

3）前屈后伸：做时伴随深呼吸，呼气时颈部前屈，下颌接近胸骨柄上缘；吸气时颈部伸至最大限度，反复做 15 次。

4）左右旋转：取站位或坐位，双手叉腰，头轮流向左右旋转，动作要缓慢，幅度要大，每当旋转到最大限度时停顿 4~6 秒钟，左右旋转 20~25 次，头晕、心慌应停止旋转。

**（9）五式法颈椎病保健体操**

五式法颈椎病保健体操分为提托头颈、与颈争力、颈项侧弯、前伸探海、回头望月，简单易学，有益于疾病康复。

第一式：提托头颈

站立，头部微微后仰，双手交叉托于头后方，向上提托头颈，一张一弛，重复 30~50 次。可同时配合胸背部后仰，以活动脊柱的上部及胸廓、肩背等部位，达到放松各关节的作用。

第二式：与颈争力

站立，双手叉腰，两脚分开与肩同宽，反复做抬头看天、低头看地运动。练习时，胸部保持不动，抬头时尽量上抬，以能看到头顶上方的物体为宜；低头时，下颌尽量内收。

第三式：颈项侧弯

站立，双手叉腰，两脚分开与肩同宽，分别做左右交替的颈椎侧弯活动，侧弯时尽量用耳朵去碰触同侧肩膀，停留 5 秒，每次重复 20~30 次。

第四式：前伸探海

站立，双手叉腰，两脚分开与肩同宽，头颈前伸并侧转，窥探前下方，犹如向海底窥探物体一样，左右交替，反复进行。在练习时，动作要自然、连贯、和缓，头颈始终保持前屈位。

第五式：回头望月

站立，双手叉腰，两脚分开与肩同宽，头颈转向身后，观看身后天空，左右交替，如此反复 15~30 次。此式尤其适合颈椎后仰及旋转受限的颈椎病患者。

特别提醒在练习此保健体操时，可以单独进行其中的一式，也可将多式结合起来，练习要循序渐进，避免活动过度加重颈部劳损。

### （10）颈椎病自我按摩十四式

第一式：后颈牵拉

以双手用力将头向前下拉，尽量使下巴贴胸口，至后颈部或肩胛部位有拉扯感为止。停留 15 秒再放松，重复 5 次。

第二式：肩胛牵拉

将左手掌置于右肩，右手置于头顶，右手用力将头向右前下方拉，至有拉扯感为止。停留 15 秒再放松，重复 5 次。

第三式：摩面

两手中指贴近鼻梁旁并轻按迎香穴，向上做擦脸动作，至额前，沿耳旁按摩至颌下，并轻轻按压耳垂周围，还原至鼻旁面颊。重复上述动作，共 12 次。

第四式：梳头

双手自前额发际开始，至颈后发际止，分三路，相当于按经络中阳明、太阳、少阳经的循行路线梳头，重复 4 次。

第五式：提耳

双手拇、示二指指腹挤按耳轮中下 1/3 交界处及耳屏，各挤按 3 分钟。

第六式：搓颈

以手掌沿颈后发际至第 7 颈椎棘突（大椎穴），自上而下揉搓颈后部肌肉，反复 12 次，两手交错各搓揉一遍。

第七式：旋颈

即"米"字功。两手叉腰，使头颈部依次按低头、仰头、左旋、右旋、左下视、右上视、右下视、左上视 8 个方向，呈"米"字形旋转。

第八式：甩手

即放松整理动作。双足分开，与肩等宽，两目平视，双肩及手臂自然下垂12 次。

第九式：前俯后仰

双手叉腰，先抬头后仰，同时吸气，双眼望天，停留片刻。然后缓慢向前胸部位低头，同时呼气，双眼看地。

第十式：举臂转身

先举右臂，手掌向下，抬头目视手心，身体慢慢转向左侧，停留片刻。在转身时，要注意脚跟转动45°，重心前倾。然后身体再转向右后侧，旋转时要慢慢吸气，回转时慢慢呼气。

第十一式：左右旋转

双手叉腰，先将头部缓慢转向左侧，吸气，让右侧颈部伸直后，停留片刻，再缓慢转向左侧，同时呼气，让左边颈部伸直后，停留片刻。

第十二式：提肩缩颈

注意慢慢吸气，停留时要憋气，松肩时尽量使肩颈部放松。反复做4次。

第十三式：左右摆动

头部摆动时吸气，回到中位时慢慢呼气，肩、颈部尽量放松，动作以慢而稳为佳。

第十四式：波浪屈伸

下颌往下前方波浪式屈伸，在做该动作时，下颌尽量贴近前胸，双肩耸起，下颌慢慢屈起，胸部前挺，双肩往后上下慢慢运动。

要注意的是，整个动作要缓慢、协调、循序渐进，不可冒进，活动时间不宜过长，以免对脊椎造成更大伤害。由于颈椎病发病机制复杂，症状变化多端，有些动作并不适合所有类型的颈椎病患者，因此，应该在确定诊断的基础上，请教专科医师后再开始有选择地进行。

### （11）"小燕飞"有效缓解颈椎疼痛

当颈椎病发生时，人们首先的感觉是什么呢？是颈部疼痛，这种疼痛信号告诉我们，颈椎病已经来了。颈椎疼痛很烦人，该如何缓解呢？锻炼可以缓解颈椎病的疼痛，有一种简便的运动——"小燕飞"（图14）。

"小燕飞"民间又称"飞燕"，是目

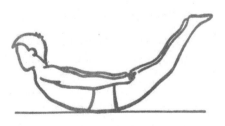

图14　小燕飞

前公认对颈椎、腰部肌肉和腰椎进行恢复的重要手段之一。"小燕飞"根据其难易程度可以分为以下三种，即站姿小燕飞、半姿小燕飞和标准小燕飞。

1）站姿小燕飞：患者呈站立姿势，两肩向后平移，双手平伸，掌心相对或向后，双臂慢慢伸向后上方，如燕子俯冲时的收翅动作；腰部需以腰骶为中心慢慢向前送，从侧面看有点像"挺肚子"。

2）半姿小燕飞

①俯卧，面部朝下，双臂以肩关节为端点，慢慢抬起并向与地面平行的位置移动，根据肩关节柔韧性不同进行调整；

②随着手臂向上，轻轻抬起上身和头，双肩向后向上收缩；

③腰骶位置也需要微微收缩。

3）标准小燕飞

在半姿小燕飞的基础上，两脚轻轻抬起，腰骶部肌肉微收，最终使胸廓的肋骨和整个腹部支撑身体。

**（12）气功治疗颈椎病的利弊和注意事项**

关于颈椎病的治疗原则，在学术上基本上有两种截然相反的观点，即主动派和主静派。笔者认为二者均有其合理的一面，这也正与气功的动静结合、练养相兼的原则不谋而合。对于症状很重的颈椎病，特别是颈型、椎动脉型、脊髓型颈椎病和椎体滑脱等，颈部过分运动可能加重其原有的症状，甚至造成新的、更重的损伤。因此，在实行气功锻炼之前，要对病史做充分的了解，对疾病程度加以正确地评估，选用恰当的气功方法。

通过练功治疗颈椎病，特别是练静功，即时效应较差。因此，要充分利用不同医疗体系中对颈椎病有效的各种方法，首先控制症状，减轻患者的痛苦以治其标，这也同时为练功培养体内生生之气——治病求本创造必要的内部环境和条件。

颈椎病病程迁延，治疗需要有耐心，要把练功治疗和日常生活、工作有机结合起来，逐渐培养对气功的兴趣，并从练功中找到快乐，只有这样才能通过气功取得真切的治疗效果。

颈椎病患者在练习气功时应注意以下问题：

1）练功时避免着凉，收功后注意保暖。

2）过饥、过饱时不宜练功。

3）练功环境要安静，不适合在嘈杂的环境中练功。需要稳定情绪、排除杂念。

4）练功前要排空大、小便，宽松衣带。

5）最好在医师或气功师的指导下练功。

### （13）自然松静功

全身自然放松，以自己感到最舒适、最轻松、最自然为原则。呼吸平稳，不需意守，亦不用引气，无任何意念，只需使大脑处于最佳的净化状态，以充分发挥大脑的自我调整、自我修复功能。也可在练功开始时想一下"我与天地统一，与茫茫宇宙融为一体"，然后则不再有任何意念，只需将精神和形体完全放松即可。

刚开始练功时，静不下来，也不要管它，只要有一个练功的念头就行了，爱想什么就想什么，顺其自然，只要坚持练习，入静程度就会逐渐加深，治疗效果亦会慢慢提高。

### （14）常做瑜伽可缓解颈椎病患者的症状

常做瑜伽可缓解颈椎病患者颈肩部疼痛症状，方法如下：

1）眼镜蛇式瑜伽

练习方法：患者处于俯卧位，双脚打开与肩同宽，双手放于胸部两侧，吸气，双手推地，伸展脊椎，仰头，肘关节伸直，均匀地呼吸，之后慢慢放松。

功效：加速颈椎周围的血液循环，滋养柔软脊椎，缓解颈部疼痛症状，是颈部保健的好方法。

2）蝗虫式瑜伽

练习方法：患者处于俯卧位，双脚打开同肩宽，双手臂与身体分开约两拳宽，吸气，四肢以及身体尽量向上抬起，均匀地呼吸，持续几秒，呼气，全身回落地面，放松。重复做 4~6 组。

功效：加强腰背、髋臀部的肌肉，保护脊椎，防止其功能退化。

3）脊柱扭动瑜伽

练习方法：患者坐位，双膝弯曲，左腿在上，右腿在下，右脚跟放置在左臀部外侧地面，左脚踩在右膝外侧地面，右手肘抵在左膝关节外部，左手臂从背后缠绕在右腰侧，吸气，脊柱向上伸展立直，呼气，充分地扭转向左后方，之后放松。

功效：放松和调理颈椎，缓解颈椎疲劳和僵硬，促进血液循环。

### （15）太极拳有助颈椎病患者康复

太极拳是常见的锻炼方法，其招式辗转环绕，腰随髋转，肩髋相对，牵拉颈部，并且非常重视颈部、四肢和眼的配合，长期坚持练习可以使颈椎处于活动状态，达到舒筋活血、通经活络的效果，使受损的颈椎、肌腱和韧带逐渐恢复弹性，增强颈部肌力，是颈椎病患者很好的选择。

1）太极拳起式动作：双脚分开与肩同宽，双臂慢慢向前抬起、向上伸直后，掌心向前慢慢向下至腹部，与肩同高时开始马步下蹲，手臂向前推。

2）动作要点：手臂向上抬起时吸气，放下时呼气；手腕放松，眼睛看着手；马步不宜太低，根据自身情况而定，动作要到位。

3）保健原理：起式可以使颈部肌腱得到上下拉伸锻炼，上下左右运动结合，从而达到恢复肌腱拉力的效果。

4）注意事项：练习太极拳最好选择到正规运动场馆；最好能得到太极拳名师的指点；选择古朴典雅、环境优美、不易被打扰的练功场，群体练习；练习太极拳一定要长期坚持，不要半途而废；感觉身体不适时停止练习，并且及时就医。

### （16）白领易患颈椎病　自我治疗体操帮你忙

现如今，颈椎病似乎成了长期伏案白领的职业病。但由于颈椎病无法根治，主要是通过物理或中医治疗来缓解。为此，许多患者都希望能有一个简单的疗法，以缓解颈椎病的痛苦。现在，我们就教您一个简单的颈椎病自我治疗体操，让您在闲暇之余，呵护一下您的颈部，以减轻颈椎病带给您的痛苦。

第一式：左顾右盼

将肩膀和身体放松，慢慢将头部向右转，然后返回中间位置，再慢慢向左转，重复10次即可（图15）。

第二式：左倾右斜

将肩膀放松，慢慢将头侧向右方，再将头慢慢回到中间位置，然后将头侧向左方，重复以上动作10次（图16）。

第三式：前屈后伸

将肩膀放松，慢慢将头向前弯，然后将头慢慢回到中间位置，再慢慢将头向后仰，回到中间位置，重复以上动作 10 次（图 17）。

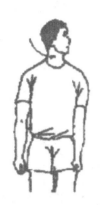 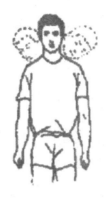 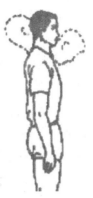

图 15　左顾右盼　　图 16　左倾右斜　　图 17　前屈后伸

第四式：环绕颈项

双脚与肩膀同宽；双手叉腰或自然下垂，保持头颈部位放松，缓慢地转动头部，幅度偏大较好，然后顺时针方向与逆时针方向交替转动头部，重复 8 次即可。在做该动作时，注意身体不要随着头部运动（图 18）。

第五式：回头望月

半蹲位，左手放在头后，右手背在腰部，头向后上方旋转，如回头望月状，停顿 5 秒。换手换方向左右侧各重复 5 次（图 19）。

### （17）老年颈椎病患者如何做保健操

由于颈部肌肉的力量比四肢肌肉的力量相对要弱一些，而且颈部的肌肉不像四肢肌肉那样经常得到锻炼，长期的不良姿势和体位可导致颈部肌肉的劳损，造成肌力不平衡，易患颈椎病。老年人颈部肌力减弱，一旦出现劳损，更容易患颈椎病。因此，老年人应通过老年颈部保健操来强化颈部肌力，尤其是还在伏案工作，或经常搓麻将、打牌或炒股票的老年人，更应通过锻炼强化颈部肌力，从而达到预防颈椎病的目的。

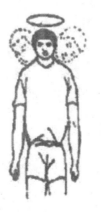 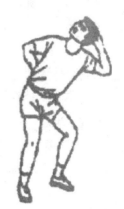

图 18　环绕颈项　　图 19　回头望月

颈椎病老年人颈部保健操的运动强度和运动量都不能太大，宜做简单、易记的动作，活动时间也不宜过长，以免发生意外。下面介绍老年人颈部保健操：

1）站立姿势，两手拇指顶住下颌，使头部慢慢往后仰，并保持颈部仰伸状态，持续 8 秒钟，重复 5 次。

2）站立姿势，用左手绕过头顶，置于右耳部，向左扳头部，坚持 8 秒钟；再用右手绕过头顶，置于左耳部，向右扳头部，持续 8 秒钟，如此重复 3 次。

3）站立姿势，将双手各指交叉，抱住头的后枕部，将颈部往前扳，持续 8 秒钟，稍休息再做下一次，共重复 5 次。

上述动作若每日能做 2 次，坚持数年不间断，可使老年人颈部的肌肉得到锻炼，有益于延缓颈椎的退行性变，并起到预防颈椎病的作用。

### （18）交感型颈椎病患者的锻炼方法

交感型颈椎病的主要病因是椎间盘组织的退行性病变，患者会出现头晕、头痛、睡眠欠佳、记忆力减退、注意力不易集中等症状，生活中应该加强锻炼，以减轻症状。

1）前后点头：患者站立，双脚分开，与肩同宽，向前点头，再向后仰头，尽量加大力度，动作要缓慢，要求前后点头和仰头各 20 次。

2）左右转头：患者保持上身不动，面向前方，头向左转 1 次，还原之后，再向右转 1 次，动作要慢，左右各 20 次。

3）仰头观天：患者尽量使头后仰，眼睛看着天空，坚持 5 分钟。

4）旋转颈部：患者用头带动颈部旋转，头部距离双肩越近越好，左转 2 圈，还原后再向右旋转 2 圈，要注意不能向一侧连续旋转，动作要尽量缓慢，眼睛要随之转动，左右各旋转 20 次。

5）单掌擎空：患者左臂向上举起，掌心向上，右臂同时曲肘，放于后背，左右臂交替活动，各 20 次。

6）向前引颈：患者双手十指交叉，手心向前，双臂伸直，头尽量向前伸，双臂收至半屈位，活动 20 次。

7）下颌引颈：患者应该双手放于腰两侧，拇指向前，下颌仰起，向上、向前、向下活动，之后还原，上身也随之前后运动，动作重复 20 次。

**颈椎错位　旋转复位**

一个健康的人活动颈椎而发生头部变位运动时，由于椎间盘富有弹性，故椎体极少出现错位。但颈椎病患者的颈部肌肉韧带退化、劳损，固定关节的力量和功能减弱，当颈部前屈、后仰或左右旋转时，颈部关节由于失稳，极易发生摆动和错位。

颈椎错位后，应该去正规医院进行颈椎复位。因为颈椎保健有程序有系统，还涉及专业知识和手法，要有经验的专科医师方能胜任。医师一般会采用以下3种方法。

### 1. 颈椎拔伸旋转复位法

患者正坐位，医师站在患者身后，一手扶握后枕部，另一手以肘部托起患者下颌，然后用力轻轻拔伸颈部，并环转摇晃颈椎 5~7 次，再在拔伸的基础上旋转颈椎，当感到有阻力时，在有控制的情况下突然加大旋转幅度，此时常可听到多个椎体的"喀喀"声，左右各旋转一次。此手法比较稳妥，因为拔伸时颈椎处于一种失稳状态，这时不易损伤脊髓。

日常生活中，很多人都认为"扳脖子"能治颈椎病，当颈椎不适的时候，就会让家人给"扳脖子"。其实，结果恰恰相反，如果不加分辨，随意用"扳脖子"正位，不但治不好病，还可能对颈椎造成更大伤害，出现炎症和水肿，然后压迫神经从而造成呼吸减弱甚至停止。

### 2. 颈椎定位旋转复位法

患者正坐位，医师站在患者身后，一手拇指顶住患病棘突或偏歪棘突，另一手托住患者面颊，令患者低头 45°，再向患侧旋转 45°，同时令助手用双手缓缓用力压住患者头顶，保持 45° 低头位，医师扶面颊之手用力向患侧旋转 30° 左右。顶棘突之手拇指用力向对侧推按，如听到"喀"的一声，或右拇指下的棘突有跳动感，说明复位成功。

### 3. 颈椎快速旋转复位法

患者正坐位，医师站在患者身后，一手扶握后枕部，另一只手扶握下颌部，两手在轻提下，环转摇晃颈部 6~7 次。待感到患者颈部肌肉已完全放松后，两手突然交错用力，快速旋转颈部，同时两手马上放松，让其颈部的活动自动停止。这种扳法要待患者颈部完全放松后方可用力，初学者应谨慎使用。

 ## 卧床休息很重要

对于各型颈椎病的急性发作期或者初次发作的患者，要注意适当卧床休息 2~3 周。等到急性期症状基本缓解之后，可以在围领保护之下逐渐离床活动，并积极进行项背肌肉的功能锻炼。

此外，卧床休息还能使颈部肌肉放松，缓解由于颈部肌肉痉挛和头部重量对椎间盘的压力，减少颈部活动，对组织充血、水肿和突出的椎间盘肿胀消退有很好的效果。当然卧床休息再配合牵引、理疗等则效果更好。

但是，卧床时间也不能过长，以免发生肌肉萎缩，肌肉、韧带、关节囊粘连、关节僵硬等变化，造成慢性疼痛及功能障碍，不易恢复。还要根据患者的具体情况，在各型颈椎病的间歇期和慢性期，适当安排工作，不能长时间卧床。

睡觉时要选择合适的床，过软可导致局部肌肉韧带平衡失调，影响颈椎本身的生理曲线，以下 4 种床比较适合颈椎病患者。

### 1. 棕绷床

棕绷床透气性较好，又富有弹性，比较适合颈椎病患者使用。注意：随着使用时间的延长，编织的棕绳会逐渐变得松弛，弹性也会逐渐减弱，最终不适合颈椎病患者使用。因此，使用棕绷床的患者，需要间隔 3~5 年后更换棕绳，以增强弹性。

### 2. 火炕

火炕在我国北方寒冷地区比较常见，加温后，不仅可以抵抗寒冷，而且对缓解患者肌肉痉挛和疼痛非常有利，对关节起到放松和缓解疼痛的作用，可减轻颈椎病患者的症状。

### 3. 木板床

颈椎病患者大多数选择木板床，可维持脊柱的平衡状态。木板床价格比较便宜，患者容易接受，是颈椎病患者较好的选择。

### 4. 气垫床

气垫床是新兴的产品，采用在床垫内通过气体流动，不断调整患者躯体的负重点的方法，以使人体各个部位符合正常的生物力学要求，可以保持颈椎、腰椎等的正常生理曲线。价格昂贵，有条件的颈椎病患者可以使用。

## 脊髓型颈椎病患者的术后锻炼方法

### 1. 脊髓型颈椎病患者术后早期锻炼方法

脊髓型颈椎病患者术后锻炼时间分为 3 期，不同时期锻炼的方法不同，术后早期是指手术后第 2~10 天，此期重点进行床上锻炼，以下是术后早期锻炼具体内容。

1）要让患者肢体保持良好的功能位，尤其是肌力下降和肌张力高的患者，更加注意肢体的位置。

2）术后第 2 天，伤口疼痛减轻后要每 2~4 小时翻身 1 次，患者要在护理人员的帮助下进行翻身，注意一定让头部、颈部和躯干同时转动，避免扭曲；术后第 4 天要教患者膝关节屈曲练习。行颈后路手术的患者，俯卧位时要在额下垫枕，两手臂置于头两侧，进行膝关节屈曲锻炼。

3）关节活动度训练。患者术后第 2 天开始要进行四肢关节活动训练，目的是防止关节僵硬、萎缩，肢体肌力不足的患者要在医护人员帮助下进行，除肩关节外其余各关节均可主动进行各项运动，第 4 天之后可以进行肩关节训练。

4）肌肉按摩。患者手术之后第 1 天起要按摩四肢肌肉，以防肌肉萎缩。

5）上肢运动训练。根据患者的耐受情况，定制合适的运动方法，可以适当做上肢抬起、放下动作，但是幅度不要过大，也可以用橡皮筋、握力器等辅助训练，1周后可用拉力器。

## 2. 脊髓型颈椎病患者术后中期锻炼方法

术后中期要进行训练，术后中期是指术后 10 天至 3 个月，此期患者可以下床活动，主要的训练内容有：

1）站立训练。术后患者双下肢功能下降，可以进行站立训练，先由倾斜床站立，再扶持站立，然后独立站立。

2）行走训练。患者站稳之后，可先扶拐行走，然后脱拐行走，从 50 米开始，逐日递增步行量。

3）肢体运动训练。患者在术后应该进行上下肢锻炼，也可利用辅助器帮助锻炼肢体。

4）手功能锻炼。对于手功能差的患者，需进行功能训练。

5）腰背肌训练。加强患者躯干的稳定性。

6）日常生活能力训练。在上肢运动基础上进行日常生活能力训练，如进食、洗漱、排泄等。

7）颈部活动。术后 8 周可以取下颈托，做颈部上、下、左、右旋转等运动，收缩颈部时需要患者自己用手在反方向施加阻力，保持颈部收缩而不动，阻力刚开始时要小，每天 1 组，每组 3 次，之后逐渐增加，每组做完后戴上颈托。术后 10 周患者可以做仰面低头、左盼右顾、左转右旋、弓步回望等动作。

## 3. 脊髓型颈椎病患者术后后期锻炼方法

脊髓型颈椎病术后后期是指术后 3 个月之后，此期需要加强锻炼。

1）出院前训练方法：术后 3 个月以后，去除颈托，除了继续进行中的训练项目外，颈肩部功能的恢复性活动是此期锻炼的重点，主要进行 3 方面的训练：①颈肩部训练。在手术中期的基础上，进行各方向的颈部活动，按"米"字操进行 8 个方向运动，动作不要引起疼痛不适。②颈部肌肉力量性训练。这种训练可以增强颈椎稳定性，应该与①交替进行。③肩周肌群训练。上肢外展、旋后平肩，可以同时抗阻。有条件的患者要进行专门的康复训练。

2）出院后注意事项：患者在住院期间，康复训练由专业治疗师执行，并且监督，出院时要根据患者所处的训练时期给予出院指导，包括出院后应进行的训练项目、出院后注意事项，并要定期随访。主要内容包括：①继续各项功能训练；②颈部活动应作为长期坚持的训练，但不应过度活动，要运动适当；③保持正确的姿势；长时间伏案工作之后，每隔1小时活动颈部1次；④睡眠时枕头要高低适宜，避免颈肩部受凉。

# 饮食调理篇

## 吃好颈椎病

刘承干在《嘉业堂丛书》中说过："养生之道，莫先于食。"意思是养生应该首先从合理饮食开始，也就是利用食物的营养来防治疾病，达到健康长寿的目的。早在 2000 多年前，我们的祖先就通过调整饮食来补养脏腑功能，促进身体健康和疾病的康复。在宫廷里已配有专门从事皇家饮食的"食医"，即专门进行饮食调养的医师。食疗在颈椎病的治疗中同样起到举足轻重的作用。

西医将颈椎病分为 5 型，分别是颈型颈椎病、神经根型颈椎病、脊髓型颈椎病、交感型颈椎病和椎动脉型颈椎病；中医上将颈椎病分为 9 型：太阳经输不利型（患者恶寒发热、颈部僵硬、活动不利）；痹症型（患者颈部胀痛、活动不利）；气滞血瘀型（患者头颈部或肩、上肢刺痛，夜里加剧，脉细弦，舌质暗红或有瘀斑）；痰瘀交阻型（患者头颈肩疼痛性质为刺痛，时而伴有恶心、头重、头晕、胸部闷胀，舌苔暗红，苔白腻）;痰饮上逆型（患者有头晕、呕吐、头重、颈部僵硬、胸闷症状，脉弦，舌苔白腻）；肝肾不足型（患者感觉腰痛，腰腿乏力，颈部僵痛，耳鸣、口干、咽部疼痛，脉细数）；血痹型（患者四肢麻木无力，脉无力，舌胖苔白）；气虚血瘀型（患者双下肢无力，行走不便，脉弦细无力，舌胖苔白，头晕，精神疲倦）;肝气郁结型（患者感觉胸闷，失眠、烦躁、背胀，头晕，咽部不适，脉弦口干）。不同类型的颈椎病饮食有所不同。如太阳经输不利型，可多食用洋葱、姜、蒜、芹菜等疏风散寒的食物；气滞血瘀型，宜多食葡萄、菠萝、葡萄柚、柠檬、橄榄、山楂、大白菜、芹菜、韭菜、洋葱、山药、姜、大蒜、番茄、茄子、蘑菇、香菇等活血化瘀的食物；痰瘀交阻型宜多食南瓜、丝瓜、鲤鱼、茯苓、荠菜、黄花菜、冬瓜、鲫鱼、蚕豆、红小豆、薏米、荸荠、梨、枇杷、橙子、杏子、罗汉果、萝卜等祛湿化痰的食物；肝肾不足型宜多食韭菜、泥鳅、驴肉、牡蛎、鹌鹑、鸡蛋、荔枝等补肾益气的食物。

## 几种适合颈椎病患者的家常菜

### 出水芙蓉

做法：①准备材料：卤蛋 1 个，鲜蛋 2 个，红皮洋葱 1 个，葱叶 2 根。

②卤蛋从小头一端切去 1/3，刻成花型，鲜鸡蛋打散。③洋葱剥去外面干皮，从顶部切成花瓣状，底部不要切断。④将洋葱一层层剥开，底部相连，每 2 片叠在一起，放入碗中摆成一朵莲花，中央放切成花状的卤蛋。⑤将蛋液中加入等量的水，充分搅匀至起沫。⑥蛋液倒入洋葱周围。⑦放入蒸锅，大火蒸 5 分钟，焖 2 分钟，撒少许葱叶末即可。

营养小贴士：洋葱营养丰富，每 100 克洋葱中含蛋白质 1.4 克，脂肪 0.2 克，碳水化合物 6.1 克，粗纤维 0.9 克，钾 147 毫克，钙 24 毫克，磷 39 毫克，铁 0.8 毫克，锌 0.23 毫克，钠 4.4 毫克，镁 15 毫克，锰 0.14 毫克，铜 0.05 毫克，硒 0.92 微克，胡萝卜素 0.02 毫克，维生素 C 5 毫克，维生素 $B_1$ 0.03 毫克，维生素 $B_2$ 0.03 毫克，烟酸 0.3 毫克，维生素 C 8 毫克；热量 324 千卡。洋葱含前列腺素 A，能扩张血管、降低血液黏度。而且洋葱还具有发散风寒的作用，能抗寒，抵御流感病毒，有较强的杀菌作用；能刺激消化液，增进食欲，促进消化；还有提神作用，同时降低血糖，供给脑细胞热能，是糖尿病、神志萎靡患者的食疗佳蔬。洋葱中还含有一种名为"炎栎皮黄素 9"的物质，该物质有防癌抗癌作用；洋葱所含的微量元素硒是一种很强的抗氧化剂，能延缓机体的衰老；洋葱中的钙质，有助于防治骨质疏松；洋葱中含有植物杀菌素如大蒜素等，有很强的杀菌能力，因此嚼生洋葱可以预防感冒。

## 西芹枸杞子炒百合

做法：①准备材料：芹菜一棵，百合 4 个，枸杞子一小把，猪肉一小块，蒜 2 瓣，姜一块。②蒜姜切末，猪肉切丝；枸杞用水泡发；百合洗净后掰成片；芹菜洗净后切好。③猪肉丝放少许淀粉和料酒腌半小时。④锅内热油爆香姜蒜，放入肉丝翻炒至七成熟。⑤倒入切好的芹菜，加适量盐和少许酱油，倒入百合和枸杞子。⑥炒匀至百合熟即可。

营养小贴士：芹菜营养十分丰富，100 克芹菜中含蛋白质 2.2 克，钙 8.5 毫克，磷 61 毫克，铁 8.5 毫克，其中蛋白质含量比一般瓜果蔬菜高 1 倍，铁含量为番茄的 20 倍左右，芹菜中还含有丰富的胡萝卜素和多种维生素等，对人体健康都十分有益。芹菜叶茎中含有挥发性的甘露醇，能增强食欲，还具有保健作用。芹菜中含酸性的降压成分，因而有平肝降压的作用。芹菜籽中含有一种碱性成分，对人体能起安神、镇静的作用。芹菜含有利尿成分，可以利尿消肿。

芹菜是高纤维食物，有良好的抗癌防癌的作用。芹菜含铁量较高，是缺铁性贫血患者的佳蔬。芹菜对于血管硬化、神经衰弱患者亦有辅助治疗作用。芹菜汁还有降血糖作用。经常吃芹菜对预防痛风有较好效果。芹菜还含有锌元素。每100 克鲜百合中含有水分 56.6 克，蛋白质 3.2 克，脂肪 0.1 克，粗纤维 1.7 克，碳水化合物 37.1 克，硫胺素 0.02 毫克，维生素 $B_2$ 0.04 毫克，维生素 C 18 毫克，蔗糖 10.39 克，果胶 5.61 克，淀粉 11.46 克，钙 11 毫克，钾 510 毫克，钠 6.7毫克，磷 61 毫克，铁 1 毫克，锰 0.35 毫克，锌 0.5 毫克，铜 0.24 毫克，硒 0.2微克，烟酸 0.7 毫克。百合性平味甘，能补中益气，养阴润肺，止咳平喘，利大小便。

## 奶香白菜汤

做法：①准备材料：白菜心一棵，枸杞子一把，滑子菇少许，牛奶一碗；②将白菜洗净切好，枸杞子洗净，滑子菇洗净，备用；③锅内烧油，注入适量白开水，加入牛奶，用小火烧开，下入白菜、滑子菇，滚至白菜软身；④再加入枸杞子，调入盐，烧开，关火焖 2 分钟即可。

营养小贴士：白菜的营养成分很丰富。每 100 克含蛋白质 1.2 克，脂肪 0.1克，碳水化合物 1.9 克，膳食纤维 2.7 克，维生素 A 13 微克，维生素 $B_1$ 0.03 毫克，维生素 $B_2$ 0.03 毫克，维生素 $B_6$ 0.04 毫克，维生素 C 9 毫克，维生素 E 0.36 毫克，维生素 K 59 毫克，钙 43 毫克，铁 9 毫克，磷 33 毫克，钾 90 毫克，钠 48.4 毫克。白菜微寒、味甘、性平，归肠、胃经，有解热除烦、通利肠胃、养胃生津、除烦解渴、利尿通便、清热解毒的作用，可用于治疗肺热咳嗽、便秘、丹毒。牛奶营养丰富，每 100 克牛奶含水分 87 克，蛋白质 3.3 克，脂肪 4 克，碳水化合物 5 克，钙 120 毫克，磷 93 毫克，铁 0.2 毫克，维生素 A 24 微克，维生素 $B_1$ 0.04毫克，维生素 $B_2$ 0.13 毫克，烟酸 0.2 毫克，维生素 C 1 毫克。可供热量 69 千卡。牛奶中的蛋白质主要是酪蛋白、白蛋白、球蛋白、乳蛋白等，所含的 20 多种氨基酸中有人体必需的 8 种氨基酸。牛奶中的矿物质和微量元素都是溶解状态，而且各种矿物质的含量比例，特别是钙、磷的比例比较合适，很容易被消化吸收。

### 墨鱼仔炒韭菜

做法：①准备食材：韭菜，墨鱼，姜。②韭菜洗净切小段；墨鱼去掉内脏和墨囊，洗净，切成小块；把姜切丝备用。③锅中烧开水，下墨鱼仔焯水，捞出沥干。④另起锅，烧热油，爆香姜丝，下墨鱼仔翻炒均匀。⑤倒入料酒，加入生抽、糖翻炒均匀，再下入韭菜快速翻炒均匀。⑥加入盐和鸡精即可。

营养小贴士：韭菜的营养价值很高，每100克可食用部分含蛋白质2~2.85克，脂肪0.2~0.5克，碳水化合物2.4~6克，纤维素0.6~3.2克，还有大量的维生素，如胡萝卜素0.08~3.26毫克，核黄素0.05~0.8毫克，烟酸0.3~1毫克，维生素C 10~62.8毫克，韭菜含微量元素也较多，如钙10~86毫克，磷9~51毫克，铁0.6~2.4毫克。韭菜根味辛，入肝经，温中，行气，散瘀；韭菜叶味甘辛咸，性温，入胃、肝、肾经，温中行气，散瘀，补肝肾，暖腰膝，壮阳固精。尤适用于老年男性脾肾虚寒引起的腰酸脚软，下肢水肿、小便清长、阳痿早泄、性功能减退及畏寒肢冷等症。韭菜活血散瘀，理气降逆，温肾壮阳，韭菜汁对痢疾杆菌、伤寒杆菌、大肠杆菌、葡萄球菌均有抑制作用。韭菜还具有活血通络、温肾壮阳、补中通便之功。墨鱼不但味感鲜脆爽口，蛋白质含量高，具有较高的营养价值，而且富有药用价值。墨鱼含丰富的蛋白质，壳含碳酸钙、壳角质、黏液质及少量氯化钠、磷酸钙、镁盐等；墨鱼中的墨汁含有一种黏多糖，有一定的抑癌作用。墨鱼味咸、性平，入肝、肾经，具有养血、通经、催乳、补脾、益肾、滋阴、调经、止带之功效，用于治疗妇女经血不调、水肿、湿痹、痔疮、脚气等症。墨鱼肉、脊骨（中药名为海螵蛸）均可入药。李时珍称墨鱼为"血分药"，是治疗妇女贫血、血虚经闭的良药。

### 番茄山药

做法：①准备食材：山药，番茄，洋葱。②山药去皮，洗净，切成手指粗的条，均匀裹上一层淀粉；番茄、洋葱切丁备用。③锅里放油烧开，把山药条放入炸至金黄，捞出后控去多余油分后，整齐地放在盘子里。④锅里留底油，炒香洋葱丁，然后把番茄丁一起倒入翻炒，边炒边压番茄使之成糊状，加盐和糖调味，然后倒入水淀粉熬成汁。⑤把烧好的汁浇在放好的山药条上即可。

营养小贴士：山药的脂肪含量低，为每100克含0.2克，其中含蛋白质1.1克、碳水化合物21.5克、钙4毫克、磷60毫克、铁0.6毫克、维生素$B_1$ 0.05毫克、

维生素 $B_2$ 0.03 毫克。山药是一味平补脾胃的药食两用之品，有利于脾胃消化吸收功能。山药含有多种营养素，有强健机体，滋肾益精的作用。还含有皂甙、黏液质，有润滑、滋润的作用。山药中的黏液蛋白有降低血糖的作用。山药含有大量的黏液蛋白、维生素及微量元素，能有效阻止血脂在血管壁的沉淀，预防心血管系统疾病，有益志安神、延年益寿的功效；此外还有镇静作用。番茄营养丰富，是营养学家们公认的。据测定，每100克番茄含糖2.2克，维生素 $B_1$ 0.03 毫克，维生素 $B_2$ 0.02 毫克，烟酸 0.6 毫克，维生素 C 11 毫克，胡萝卜素 0.31 毫克，钙 8 毫克，磷 37 毫克，铁 0.4 毫克，还含有较多的苹果酸、柠檬酸等有机酸，特别是维生素 PP 含量在果蔬中名列前茅。这种维生素是构成人体脱氢酶的辅酶成分，参与机体氧化还原过程，有促进消化功能、维护皮肤和神经健康的重要作用。它所含的维生素 C，还有不易被烹调破坏的特点。据计算，每人每天食用 300 克左右的番茄（约 3 个），就可以满足对维生素和无机盐的需要。

## 蒜薹炒蘑菇

做法：①准备蒜薹，蘑菇，花椒。②蒜薹洗净切段，蘑菇洗净撕成条备用。③热锅凉油加入花椒，出味后捞出花椒。④放入蘑菇翻炒，蘑菇快熟时放入蒜薹翻炒。⑤翻炒均匀，出锅即可。

营养小贴士：蘑菇营养丰富，每 100 克鲜蘑菇中含蛋白质 2.9 克，脂肪 0.2 克，碳水化合物 3 克，粗纤维 0.6 克，钙 8 毫克，磷 6.6 毫克，铁 1.3 毫克，维生素 C 4 毫克，烟酸 3.3 毫克，此外还有钠、钾、锰、铜、锌、氟、碘、酪氨酸和维生素 A、维生素 B、维生素 D、维生素 E、维生素 K、5′-磷酸腺苷以及多种氨基酸，如苏氨酸、天冬氨酸、亮氨酸、丙氨酸、羟基赖氨酸等，并含有非特异性植物凝集素等。蘑菇中含有抗肿瘤细胞的多糖体，能提高机体的免疫力。含有丰富的钾、钙等，还含有核糖类物质，可抑制肝脏内胆固醇增加，促进血液循环，有降血压、滋养皮肤等作用。蘑菇中维生素 C 能促进人体新陈代谢，提高机体免疫力。它能与进入人体的铅、砷、苯结合，使其随小便排出，还能减慢人体对碳水化合物的吸收。蘑菇中的脂肪酸、亚油酸较多，油酸则很少。蒜苔含有丰富的维生素、氨基酸、蛋白质、大蒜素和碳水化合物。蒜薹中含有的丰富维生素 C 具有明显的降血脂及预防冠心病和动脉硬化的作用，并可防止血栓的形成。

## 南瓜蛋羹

做法：①准备材料：南瓜，鸡蛋，番茄酱。②将小南瓜洗净，顶部切去1/4，用小勺把南瓜里面的籽挖空，再挖去一小部分果肉，留1厘米左右的厚度，备用。③鸡蛋打入碗内加入适量清水，清水和蛋液的比例为1∶1，加少许盐进行调味，将蛋液与水搅拌至起沫。④将蛋液倒入南瓜盅内。⑤盖上保鲜膜用牙签在保鲜膜上穿几个孔。⑥将南瓜盅放入蒸笼中，蒸5分钟左右，撒上少许番茄酱即可。

营养小贴士：南瓜营养丰富，含有淀粉、蛋白质、胡萝卜素、维生素 B、维生素 C 和钙、磷等成分。每 100 克含蛋白质 0.6 克，脂肪 0.1 克，碳水化合物 5.7 克，粗纤维 1.1 克，钙 10 毫克，磷 32 毫克，铁 0.5 毫克，胡萝卜素 0.57 毫克，维生素 $B_2$ 0.04 毫克，烟酸 0.7 毫克，维生素 C 5 毫克。此外，还含有瓜氨素、精氨酸、天门冬素、葫芦巴碱、腺嘌呤、葡萄糖、甘露醇、戊聚糖、果胶等。南瓜性温，味甘无毒，入脾、胃二经，能润肺益气，化痰排脓，驱虫解毒，止咳平喘，治疗肺痈与便秘，并有利尿、美容等作用。

## 咸蛋黄蒸丝瓜

做法：①准备食材：丝瓜，咸鸭蛋黄，红辣椒，葱，姜，蒜。②丝瓜削皮，切成 3 厘米的小段，咸蛋黄对半切开，红辣椒切丝，姜、蒜剁成茸，葱切粒。③把丝瓜、蛋黄置蒸锅里，大火蒸至蛋黄有点发白。④先洒上辣椒丝和葱粒，再用一点色拉油炸香姜、蒜茸，淋在蛋黄丝瓜上，然后再淋酱油、辣椒油，即成。

营养小贴士：丝瓜的营养价值很高，含有蛋白质、脂肪、碳水化合物、粗纤维、钙、磷、铁、瓜氨酸、维生素 $B_2$ 等 B 族维生素及维生素 C，还含有人参中所含的成分——皂甙。每 100 克丝瓜肉中含水分 92.9 克、蛋白质 1.5 克、碳水化合物 4.5 克、脂肪 0.1 克、粗纤维 0.5 克、维生素 C 8.0 毫克、胡萝卜素 0.32 毫克、钾 156.0 毫克、钠 3.7 毫克、钙 28.0 毫克、镁 11.0 毫克、磷 45.0 毫克、铁 0.8 毫克。丝瓜味甘、性凉，入肝、胃经，具有消热化痰，凉血解毒，解暑除烦，通经活络、祛风的功效，可用于治疗身热烦渴、痰喘咳嗽、肠风痔漏、崩漏、带下、血淋、疔疮痈肿、妇女乳汁不下等病症。

### 荠菜豆腐肉丝汤

做法：①准备食材：豆腐，荠菜，瘦肉，香菇。②荠菜清洗干净，焯水后用凉水冲一下，切末备用；把瘦肉切成丝后用一点料酒和一小勺生粉腌制 10 分钟；把新鲜的香菇切成丝。③热锅冷油加入肉丝煸炒到变白即可拿出备用。④锅中放油放入荠菜煸炒一会儿。⑤放入香菇丝煸炒，加入热水没过食材即可。⑥放入豆腐及煸炒过的肉丝，大火煮开。⑦加入盐和鸡精调味，用淀粉勾芡，慢慢加入，让汤变得浓稠；淋上一点香油即可出锅。

营养小贴士：荠菜的营养价值很高，还有一定的药用价值。每 100 克荠菜鲜茎叶含蛋白质 2.9 克，脂肪 0.4 克，粗纤维 2.2 克，糖类 4.3 克，胡萝卜素 1.77 毫克，维生素 $B_1$ 0.06 毫克，维生素 $B_2$ 0.14 毫克，维生素 PP 0.3 毫克，维生素 C 41 毫克，维生素 E 0.57 毫克，钾 328 毫克，钙 245 毫克，铁 4.7 毫克，锌 0.63 毫克。此外，还含有胆碱、乙酰胆碱、荠菜碱、黄酮类等成分。荠菜所含的荠菜碱能缩短出血及凝血时间。荠菜中的乙酰胆碱、谷甾醇和季胺化合物不仅可以降低血液及肝里胆固醇和甘油三酯的含量，而且还有降血压的作用。荠菜所含的橙皮苷能够消炎抗菌，还能抗病毒，预防冻伤。荠菜中所含的二硫酚硫酮具有抗癌作用。荠菜含有大量的粗纤维，有助于防治高血压、冠心病、肥胖症、糖尿病、肠癌及痔疮等。荠菜含有丰富的胡萝卜素，是治疗干燥症、夜盲症的良好食物。

### 黄花菜炒木耳

做法：①准备食材：木耳，黄花菜，瘦肉，葱，姜。②用温水将木耳泡发、洗净，撕成小块，黄花菜的梗去掉，葱姜切末，肉切片备用。③水烧开将黄花菜放入稍焯一下，然后在凉开水中浸泡 2 小时以上。④肉加少许酱油腌制一会儿。⑤锅中烧热油，放入葱姜，炒香后加肉丝继续炒至变色。⑥加入木耳翻炒一会儿，放入黄花菜，同时加少许的酱油翻炒。⑦至八分熟时加盐翻炒一分钟左右即可出锅。

营养小贴士：黄花菜的营养价值很高，每 100 克鲜黄花菜中，蛋白质 20.4 克，脂肪 1.8 克，碳水化合物 26.8 克，粗纤维 7.9 克，钾 610 毫克，钙 301 毫克，钠 59.2 毫克，磷 216 毫克，镁 85 毫克，铁 8.1 毫克，锰 1.21 毫克，锌 3.99 毫克，铜 0.37 毫克，硒 4.22 微克，胡萝卜素 1.84 毫克，维生素 $B_1$ 0.05 毫克，维生素 $B_2$ 0.02 毫克，维生素 C 10 毫克，烟酸 0.5 毫克。黄花菜含丰富的卵磷脂，能增强和改善大脑功能，同时能清除动脉内的沉积物，对注意力不集中、记忆力减退、脑动脉阻塞等症状有一定治疗功效。黄花菜能显著降低血清胆固醇的含量。木耳也是营养丰富的食品，其中维生素 K 具有防止出血的作用。木耳中的胶质可把残留在人体消化系统内的灰尘、杂质吸附集中起来排出体外。此外，它对胆结石、肾结石等内源性异物也有比较显著的化解功效，还有帮助消化纤维类物质的功能，对无意中吃下的难以消化的头发、谷壳、木渣、沙子、金属屑等异物有溶解与氧化作用。木耳还含有抗肿瘤活性物质，能防癌抗癌。

## 红烧冬瓜

**做法**：①准备食材：冬瓜，葱，姜，香菇，八角。②冬瓜去皮去瓤。切成 2~3 厘米的方块。外皮上切成十字花刀。葱姜切末，香菇切末。③在切好的冬瓜花刀面抹上酱油上色。④锅中放油，冬瓜皮朝下煎至表皮上色。⑤爆香八角和葱姜，下香菇翻炒。⑥把冬瓜皮朝下码放在香菇上面。⑦加入糖、盐、酱油和清水，大火烧开，小火炖至汤汁浓缩，冬瓜软烂即可。

**营养小贴士**：冬瓜营养丰富，每 100 克冬瓜中含热量 11 千卡，蛋白质 0.4 克，食物纤维 0.7 克，糖类 1.9 克，维生素 A 13 微克，维生素 $B_1$ 0.01 毫克，维生素 $B_2$ 0.01 毫克，烟酸 0.3 毫克，维生素 E 0.08 毫克，维生素 C 18 毫克，钾 78 毫克，钠 1.8 毫克，钙 19 毫克，铁 0.2 毫克，锌 0.07 毫克，磷 12 毫克，硒 0.22 微克。冬瓜含维生素 C 和钾较高，含糖量和含钠量则极低，所含丙醇二酸能有效抑制糖类转化为脂肪，可以利尿健脾，有减肥轻身的功效。对肾脏病、浮肿病、糖尿病、冠心病、动脉硬化、高血压及肥胖患者有良效，可消肿而不伤正气。

## 鲫鱼炖莴苣

**做法**：①准备食材：莴苣，鲫鱼，葱。②将莴苣切成滚刀块备用，将鲫鱼除去鱼鳞及内脏，洗净并在其身上划上几刀。③锅内放热油，把鲫鱼放锅中煎至两面金黄，加入适量的水。④盖上锅盖，大火煮开后小火煮 5 分钟。⑤加入准备好的滚刀莴苣，加入盐等调味料适量。⑥大火收汁，边煮边用锅铲子将汤汁淋到鱼的表面，等汁快要干的时候，撒上小葱，即可出锅。

营养小贴士:鲫鱼营养价值很高,每100克鲫鱼含蛋白质17.1克,脂肪2.7克,碳水化合物3.8克,胆固醇130毫克,维生素A 17微克,维生素$B_1$ 0.04毫克,维生素$B_2$ 0.09毫克,烟酸2.5毫克,维生素E 0.68毫克,钙79毫克,磷193毫克,钾290毫克,钠41.2毫克,镁41毫克,铁1.3毫克,锌1.94毫克,硒14.31微克,铜0.08毫克,锰0.06毫克。鲫鱼药用价值极高,其性味甘、平、温,入胃、肾,有和中补虚、除湿利水、补虚羸、温胃进食、补中益气之功效。临床实践证明,鲫鱼肉对防治动脉硬化、高血压和冠心病均有疗效。莴苣的营养也很丰富,每100克含水分96.4克,蛋白质0.6克,脂肪0.1克,碳水化合物1.9克,粗纤维0.4克,钙7毫克,磷31毫克,铁2毫克,胡萝卜素0.02毫克,维生素$B_1$ 0.03毫克,维生素$B_2$ 0.02毫克,烟酸0.5毫克。莴苣中的蛋白质、脂肪、糖类、维生素A、维生素$B_2$、维生素C、钙、磷、铁、钾、镁等成分可增进骨骼、毛发、皮肤的发育,有助于身体的生长发育。

### 奶香红豆粥

做法:①准备食材:红小豆,冰糖,牛奶。②红小豆淘洗净,提前一晚用清水浸泡好,锅内放清水,水与红小豆比例约2∶1,大火煮开后改小火煮20分钟再倒入冰糖煮20分钟,然后开盖,用勺子慢慢划圈搅拌至冰糖融化,以免糊锅。③牛奶依个人口味加入适量,继续小火煮开,即可出锅。

营养小贴士:红小豆富含淀粉,因此又被人们称为"饭豆"。红小豆含多种营养成分,每100克红小豆中含蛋白质21.7克,脂肪0.8克,碳水化合物60.7克,钙76毫克,磷386毫克,铁4.5毫克,维生素$B_1$ 0.43毫克,维生素$B_2$ 0.16毫克,烟酸2.1毫克。红小豆还有良好的利尿作用,能解酒、解毒,对心脏病和肾病的水肿均有一定的作用。它含有较多的膳食纤维,具有良好的润肠通便、降血压、降血脂、调节血糖、解毒抗癌、预防结石、健美减肥的作用。红小豆还是富含叶酸的食物。

### 薏米红枣菊花粥

做法:①准备食材:糯米,薏米,红枣,枸杞子,菊花,冰糖。②糯米和薏米提前浸泡,红枣洗干净,菊花和枸杞子用水冲一下。③锅中放水,水开后放入糯米、薏米和红枣煮,大火煮开后转小火慢慢煮10分钟。④当粥煮到黏稠时,放入枸杞子和菊花，继续煮两三分钟。⑤最后放入冰糖，煮到冰糖融化即可。

**营养小贴士**：薏米的营养价值很高，含有蛋白质、脂肪、碳水化合物、粗纤维、矿物质钙、磷、铁、维生素 $B_1$、维生素 $B_2$、烟酸、淀粉、亮氨酸、精氨酸、赖氨酸、酪氨酸、脂肪酸、薏苡仁酯、薏苡仁油、谷甾醇、生物碱等营养成分。其中蛋白质、脂肪、维生素 $B_1$ 的含量远远高于大米。因含有多种维生素和矿物质，有促进新陈代谢和减少胃肠负担的作用。经常食用薏米对慢性肠炎、消化不良等症也有效果。薏米能增强肾功能，并有清热利尿作用。研究证明，薏米还有防癌的作用，其抗癌的有效成分中包括硒元素，能有效抑制癌细胞的增殖。常吃薏米能使身体轻捷，降低肿瘤发病概率；薏米中含有一定的维生素 E，常食可以保持人体皮肤光泽细腻，消除粉刺、色斑，改善肤色，并且对于由病毒感染引起的赘疣等有一定的治疗作用；薏米中含有丰富的维生素 B，对防治脚气病十分有益。薏米味甘、淡、性微寒，归脾、胃、肺经；有健脾利水、利湿除痹、清热排脓、清利湿热之功效。

## 牡蛎粥

**做法**：①准备食材：香米，五花肉，鲜牡蛎，葱，蒜。②香米淘洗干净；五花肉切成小片；鲜牡蛎肉清洗干净，在放了少许醋的水中浸泡 20 分钟，葱蒜切末。③锅中加水煮香米，待米煮至开花时，加入五花肉片、牡蛎肉、盐、改大火一同煮，待五花肉煮熟。④调入蒜茸、葱末、白胡椒粉和香油即可出锅。

**营养小贴士**：牡蛎肉肥爽滑，味道鲜美，营养丰富，每 100 克可食部分含蛋白质 10.9 克，脂肪 1.5 克，钾 200 毫克，钠 462 毫克，钙 131 毫克，镁 65 毫克，锌 9.39 毫克，铁 7.1 毫克，铜 11.5 毫克，磷 115 毫克，硒 86 微克，维生素 A 27 微克，烟酸 1.4 毫克。含碘量远远高出牛奶和蛋黄。含锌量之高，可为食物之冠，牡蛎中还含有海洋生物特有的多种活性物质及多种氨基酸，素有"海底牛奶"之称。牡蛎不仅是美味佳肴，药用价值也很高。李时珍的《本草纲目》记载："牡蛎肉，甘温无毒，煮食治虚损，调中，解丹毒，补妇人气血，以姜醋生食，治酒后烦热，止渴。炙食甚美，令人细肌肤，美颜色。"现代医学实验还发现，海蛎肉中含有天然牛磺酸，具有降血脂、抑制血小板聚集、提高人体免疫力、促进新陈代谢等多种功能。此外，牡蛎对肿瘤细胞有抑制作用。

## 黄芪泥鳅汤

做法：①准备食材：浮小麦，黄芪，泥鳅，大枣。②浮小麦洗净；大枣清水洗净；黄芪剪短并洗净；泥鳅洗净，沥干水分。③热锅倒入油，将洗净的泥鳅倒入锅中，爆香，捞起。④锅里放入浮小麦、黄芪与大枣，再将泥鳅放入，注入 2 碗清水，炖半小时，调入盐即可饮用。

营养小贴士：泥鳅肉质细嫩鲜美，富含蛋白质、脂肪、碳水化合物和钙、磷、铁等矿物元素以及大量的维生素，其中维生素 $B_1$ 的含量比鲫鱼、黄鱼、虾高出 3~4 倍，而维生素 A、维生素 C 和铁的含量也比其他鱼类要高。每 100 克可食部分的蛋白质含量高达 18.4~22.6 克，脂肪 2.8~2.9 克，钙 51~459 毫克，磷 154~243 毫克，铁 2.7~3.0 毫克。泥鳅性平，味甘，具有暖脾胃、祛湿、疗痔、壮阳、止虚汗、补中益气、强精补血之功效。此外，泥鳅皮肤中分泌的黏液即所谓的"泥鳅滑液"，有较好的抗菌、消炎作用。

# 治疗篇

## 合适的才是最好的

颈椎病有很多种不同的类型，不同类型的颈椎病有不同的治疗方法。一般情况下，早期颈椎病可以使用保守治疗，中后期的患者则需要到医院使用微创术进行治疗，后期的患者就需要进行手术治疗了。

## 把握细节　选择适合自己的治疗方法

### 1. 如何选择治疗方法?

颈椎病分不同类型，不同类型的颈椎病治疗方法不同，不同发展阶段的颈椎病治疗方法也各不相同。

1）软组织型及绝大部分骨关节（紊乱）型颈椎病：原则上不需要手术，均可用非手术方法治愈，如牵引、热疗、阳滞治疗、按摩等。对颈椎推扳手法，必须十分慎重，对病理、解剖不明的应予禁止盲目操作。

2）颈型颈椎病：是颈椎病中最常见的一种，也是最早期的颈椎病，这个颈椎病发现的及时就可以使用针灸、按摩、理疗等进行保守治疗，长期坚持下去效果会更好，不过需要在正规的机构进行。这些方法可以很好地缓解患者局部的症状，加速局部血液循环，有利于患者局部消炎镇痛，对缓解疼痛有很好的效果。

3）神经根型颈椎病：一般也无须手术治疗，牵引制动通常有效。比如出现一侧或双侧上肢放射状疼痛，或伴随麻木、无力等，说明已经到了颈椎病的中期，如果单纯靠保守治疗已经无效，应该及时到正规医院确诊进行微创术治疗，微创术有着保守治疗的安全性与手术治疗的效果。

4）脊髓压迫型颈椎病：采用手术疗法较为常见，尤其对急性进行性脊髓损害，CT 扫描及造影已经确诊者，应尽快手术。对脊髓受到长期损害并症状日渐或突然加重，非手术疗法又无效者，也应采取手术治疗，如前路椎间盘切除、椎间植骨融合、前路开窗减压扩大椎管术，必要时行后路椎板成形术扩大椎管。

5）椎动脉型颈椎病：对颈性眩晕、猝倒严重，非手术疗法无效而椎动脉造影又已证实者，可采用手术治疗，如钩椎关节切除、椎体间融合等。

6）交感型颈椎病：一般应用非手术治疗，对症状严重的颈椎病患者可考虑手术治疗。

7）特殊情况：如巨大骨刺压迫食管造成吞咽困难者，应予手术治疗。

术后同样也应该注意康复保健，特别是做一些有氧运动，既能锻炼局部肌肉韧带的力量，又能改善血液循环。

## 2. 颈椎病的治疗原则是什么？

1）原则性与个体性：临床上，由于颈椎病的病因复杂，颈椎病的发病原因各不相同，颈椎病患者的情况也有所不同，因此，进行治疗时，一定要坚持原则性与个体性相结合，不同的颈椎病患者应当采取不同的方法，治疗方案应切实可行。

2）强调局部与整体：颈椎病往往表现为局部疼痛，实则是全身性病变，因此，颈椎病患者在治疗上要做到局部与整体相结合。颈椎病患者只有坚持局部与整体结合，才能有效发现颈椎病病根，并对症治疗，达到彻底治疗颈椎病的目的。

3）熟悉颈椎病常识，了解颈椎解剖特点，做到科学预防与治疗颈椎病。对于颈椎病患者来说，一定要掌握一两种颈椎自我保健方法，积极预防颈部疼痛的发生，选择正规的门诊治疗，而且应循序渐进，持之以恒。颈椎病患者可针对自身病症，选择多种方法，综合治疗。

4）提高生存质量，缓解患者痛苦：这是颈椎病的治疗目的，同时也是治疗的原则。颈椎病是一种慢性疾病，在这样一个漫长的过程中，如何保证患者正常生活，保持健康和劳动力，在延长寿命的同时提高其生存质量，这对于颈椎病患者的治疗来说，是非常重要的。

5）坚持自我治疗：颈椎病的自我治疗是极为重要的一种治疗方法，颈椎病患者只要长期坚持，科学指导，颈部的不适和疼痛就一定能够治愈。像外贴治疗、牵引、运动疗法、灸疗、药枕、康复锻炼等方法，要根据不同的病情，分类对待，对症治疗。

# 颈托　让颈椎休息一下

颈托在颈椎病治疗中为一种暂时性固定方式，它可有效地控制颈椎活动角度，达到制动的目的。一般用于颈椎病的急性发作期，以控制关节过度活动，减轻关节摩擦对神经根的进一步刺激，有利于病情缓解，使无菌性炎症得到吸收。同时用于颈椎错位复位后的稳定与恢复。

## 1. 颈托的种类

目前使用的颈托主要有 3 种：

1）软颈托（图 20）：是由毛毡或类似的材料制成。颈托前部较矮，毡垫的大小适合于下颌外形，支持颊部，使头、额、颈处于轻度屈曲位，后部较高，达枕部，触碰时可作为提醒物，防止头部后仰，避免颈部过伸。主要用于支持麻痹的肌肉；减轻躯干局部疼痛；保护病变部位免受进一步的损伤；预防、矫正畸形；通过对躯干的支持和运动限制，并对脊柱对线调整，达到矫治脊柱的目的。该矫形器适用于轻度颈椎病变、颈部软组织扭伤。

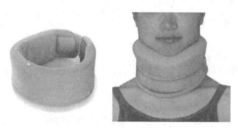

图 20　软颈托

2）充气式颈托：一种是由软塑料制成，用时充气戴于颈部。另一种是由橡胶制成，犹如弹簧，用时先戴在颈部，再充气。充气量多少可根据每个人的颈部尺寸、用途及病情而定（图 21）。

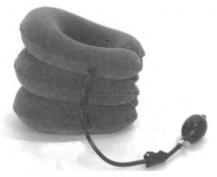

图 21　充气式颈托

这种颈托较为常用，因为每个人的颈部尺寸和轮廓都不相同，除非根据每个人的情况制作特定的颈托，否则就不能将颈部固定在理想的位置而达到预期的作用，这种颈托则弥补了这个缺陷。充气式颈托一是能够固定颈椎，让颈部保持一个相对正确的体位，限制颈部过度活动和不正确的用颈姿势，缓解因不正确的坐姿等不良体位而造成的颈椎疼痛；二是具有牵引、撑开功能，对慢性或者较轻的颈椎病、颈项肌肉韧带劳损等病症有一定的缓解作用，能够减轻局部疼痛。

3）硬颈托：是由硬塑料制成，有的附有金属支持器或调节器，它的固定和限制作用较大，多用于颈部急性严重损伤，如颈椎骨折、脱位的固定（图22）。

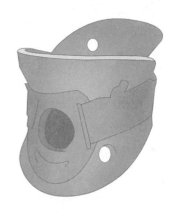

图22　硬颈托

## 2. 颈托的使用方法

使用颈托时颈部的松紧要合适，过松达不到保护固定颈部的作用，而过紧则影响颈部的功能。硬颈托分前面、后面，使用时先固定后面，再固定前面。另外，硬颈托为均码，大多数患者不适应，可由医师做适当的修剪至贴身，松紧度为佩戴颈托后颈部的旋转与肩部同步转动为适度。

## 3. 颈托的作用

1）将颈椎固定于所需位置。控制矫正颈椎内在病理变化所致的不良体位，以恢复正常的颈椎体位。

2）使颈椎保持制动与稳定状态，从而减少颈椎活动摩擦对血管、神经组织的刺激，以控制急性期无菌性炎症的发展，有助于炎症、水肿的吸收和消除。

3）维持颈椎内在平衡，保持椎间关节相对稳定，在颈椎失稳状态下，有助于防止小关节紊乱、错位的发生。

4）局部制动，有利于颈椎错位整复后的稳定与关节囊韧带的修复。

5）作为手术后一种固定、保护措施，有助于手术植骨的愈合及颈部创面的恢复。

6）对颈椎间盘突出症，神经根型颈椎病，椎动脉型、交感神经型颈椎病的急性发作期进行颈托制动，有效地控制病情发作与发展，通过制动缓解急性发作期的疼痛症状，达到急性期的静养目的。

### 4. 使用颈托的注意事项

使用颈托的指征和时机以及持续的时间，应根据具体病情而定。

1）伤后即刻颈托制动：早期使用。伤后卧床治疗，不必早期使用颈托，但如起床活动，则必须应用。颈托制动一般至少一周，接近第一周末可间断使用，即短时间摘掉颈托，嘱患者"收下巴"，做轻柔的旋转活动，但应避免屈与伸，去除颈托要循序渐进。伤后两周，只在开车或坐车、剧烈活动、疲劳或强迫动作较难保持颈部姿势时佩戴。颈托既能保护颈部免受不合适的活动和姿势的影响，也使颈部温暖、舒适、肌肉放松。但不论何种原因，在患者身体不适或因某种心理作用不愿戴颈托时，都不宜坚持使用，否则达不到预期效果。

颈部急性损伤后佩戴颈托一般不超过两周，否则会导致：①肌肉失用性萎缩；②由于水肿机化出现纤维性挛缩；③持续收缩的肌肉短缩；④关节囊组织增厚；⑤患者对颈托产生依赖性，并使外伤性神经官能症加重。

2）颈椎病患者佩戴颈托：主要是起预防及支撑、牵引作用。用于牵引时，每日可戴数次，每次持续 20~30 分钟。用于预防，主要是在剧烈活动及乘车时佩戴，一是为了乘车休息时，颈椎保持正确的姿势，并预防急刹车时的"挥鞭"样损伤；另一方面是预防剧烈活动时不慎加重脊髓、神经根及椎动脉受压情况。

颈托为一种暂时性、过渡性的维持、制动措施，一旦达到治疗目的，要及时解除，不宜长期使用，否则可引起颈背肌肉萎缩与颈部关节僵硬。对于佩戴时间较长者，解除固定后要进行积极主动的颈部功能锻炼与肌肉锻炼，使肌肉与关节组织得到恢复。

充气式颈托，也称充气式颈部牵引器，具有结构简单、使用方便、价格低的优点，适用于一般家庭使用，以下重点介绍。

1）使用方法（因具体产品不同，使用上稍有差别）

①按正确方法戴好牵引器，调节颈围大小，固定前部搭扣。

②将充气管珠子推回气管囊中，手泵打气前请将充气阀门螺母顺时针拧紧。

③用手泵打气直到使用者感觉力度合适，症状明显减轻为止。

④充气压力确定后，请将充气管囊中珠子推入管中并稍向上移2厘米，以防慢撒气。使用后将珠子推回气管囊中，松开放气螺母，缓慢放气。

⑤如需要，可改变颈圈下部左右离合状况，根据使用者的自我感觉或在医师的指导下调整牵引角度，如右侧病变，分离左下边以增强右边牵引力，反之亦然。

2）注意事项

①使用时身体应充分放松，以增强牵引效果。

②充气时应循序渐进，不要猛力增压。在牵引治疗时，如出现头晕等异常反应，应徐徐放气，直到异常反应消失，再重新调整牵引力度和角度，以感觉舒适为宜。如需进行大力牵引，应先做2~4次中、小牵引，以使颈部有一个适应过程。放气时也不能太快。一旦使用不当，就会产生一个突然的外力，导致颈部椎间盘突出，压迫神经，引起疼痛和运动障碍，造成严重后果的甚至要做手术。经过一段时间的自我牵引治疗后，若症状无缓解或有加重，请停止自我牵引，及时就诊，查明原因，决定进一步治疗方案。

# 牵引　没那么简单

　　牵引是缓解颈椎病症状的主要手段。因为有效的牵引能解除神经、血管、脊髓的压迫，并快速缓解颈椎病症状。具体来讲，颈椎牵引主要是解除颈部肌肉痉挛，缓解疼痛症状，增大椎间隙和椎间孔，有利于已外突的髓核及纤维环组织复位，缓解和解除神经根受压与刺激，促进神经根水肿的吸收，解除对椎动脉的压迫，促进血液循环，有利于局部瘀血肿胀及增生消退，松懈粘连的关节囊，改善和恢复钩椎关节，调整小关节错位和椎体滑脱，调整和恢复已被破坏的颈椎内外平衡，恢复颈椎的正常功能。

## 1.作用原理

　　1）限制颈椎活动，减少对受压脊髓和神经根的反复摩擦和不良刺激，有助于脊髓、神经根、关节囊、肌肉等组织的水肿和炎症消退。

2）解除颈部肌肉痉挛，恢复颈椎的平衡，从而减少对椎间盘的压力，降低椎间盘内压，缓冲椎间盘向四周的压力，并有利于已经向外突出的纤维环组织消肿。

3）增大椎间隙和椎间孔，使神经根所受的刺激和压迫得以缓和，甚至解除神经根所受的刺激和压迫，神经根和周围组织的粘连也可能得以松解。

4）使颈椎管纵径拉长，脊髓伸展，黄韧带皱褶变平，椎管容积相对增加。正确的牵引治疗不仅可解除肌肉痉挛，同时也有改善神经根刺激症状的作用。

5）使扭曲于横突孔间的椎动脉得以伸张，纠正椎动脉扭曲，改善椎动脉的血供。

6）牵开小关节间隙，解除小关节滑膜的嵌顿，恢复颈椎间的正常序列和相互关系。

## 2. 适用人群

牵引主要适用的群体有：轻度颈椎病，颈椎间盘突出症，颈椎生理曲度改变，年龄18岁以上（年龄过小骨骼尚未发育完全），无严重骨质疏松、椎动脉狭窄。

## 3. 禁忌人群

1）颈椎病伴严重心脑血管疾病者。

2）颈椎严重退行性改变，骨桥形成的患者。

3）颈椎管骨性狭窄超过1/2的患者。

4）严重骨质疏松、椎动脉狭窄患者。

5）年龄低于18岁。

6）颈椎骨折和椎体滑脱的患者。

7）交感神经型颈椎病。

8）椎管狭窄。

9）寰枢关节错位。

10）渐进的症状较重的脊髓型颈椎病。

## 4. 牵引方法

颈椎牵引的方法一般用颈枕牵引带（图23）。

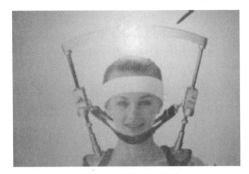

图23　颈枕牵引带

1）牵引角度：一般来说颈部自躯干纵轴向前前倾 10°~20°（上颈段、中颈段、下颈段），避免过伸（椎间盘突出除外）。颈椎屈曲位时的牵引可以使椎间隙和椎间孔增大，颈后软组织伸展，适用于颈椎病椎间隙狭窄和椎间孔变形的患者。屈曲 15° 是保持颈椎生理曲度变直而不出现反弓的最大角度，故前屈以不超过 15° 为宜。后伸位牵引适用于颈椎生理曲度改变的患者，目的在于恢复生理曲度正常。中立位牵引可用于各种类型，但针对性较差。

2）牵引（力度）重量：原则上以患者能够忍受为宜，以达到颈椎椎间隙增大而不引起肌肉、关节损伤的目的，根据不同的年龄、体质强弱、颈部肌肉发育情况以及患者对牵引治疗的反应等，选择不同的牵引重量（2~30 千克不等）。常用的牵引重量差异很大，可选择患者自身体重的 1/10 至 1/5，多数用 6~7 千克，开始时用较小重量以便患者适应。每次牵引将近结束时患者应有明显的颈部受牵拉感觉，但无特殊不适，如这种感觉不明显，重量应酌情增加。

3）牵引时间：每日牵引 1~2 次，也可每日 3 次，每次牵引 30 分钟左右，具体应根据患者体质而定。时间过长易造成肌肉和韧带静力性损伤。牵引重量与持续时间可做不同的组合，一般牵引重量较大时持续时间较短，牵引重量较小时持续时间较长。10~20 天为 1 个疗程，2 个疗程之间休息 1~2 天，可持续数个疗程直至症状基本消除。在进行牵引治疗的同时，也可配合其他治疗，以不伤害机体为准。

4）牵引体位：体位可采取坐位或卧位，为了方便，多取稳当的靠坐位，使颈部自躯干纵轴向前前倾 10°~30°，避免过伸。要求患者充分放松颈部、肩部及整个躯体肌肉。牵引姿势应使患者感觉舒适为宜，如有不适即应酌情调整。椎动脉型颈椎病患者前倾角度宜较小，脊髓型颈椎病患者宜取接近垂直体位，忌前屈牵引。对年老体弱者通常使用卧式间歇牵引。如坐位牵引疗效不明显，或患者症状较重、体弱不耐久坐时，可采用仰卧位牵引。用枕垫保持适当的体位，牵引重量一般为 2~3 千克。持续牵引 2 小时后休息 15 分钟，然后再做牵引，每天牵引总时间可为 10~14 小时。仰卧位可使第 4~7 颈椎间隙后部增宽更为明显，且颈部肌肉不用支持头部重量，得以放松，角度亦易调节。坐位牵引位置不易稳定、角度变化亦小，但却有牵引无摩擦力的优点。

5）利用电动牵引器械可进行间歇牵引，被认为有利于放松肌肉，改善局部血液循环。一般是牵引 2 分钟，放松或减小牵引重量 1 分钟，反复进行半小时左右。

## 5.治疗方法

视病情不同，可选择以下几种治疗方法。

1）小牵引:牵引重量为 2.0~5.0 千克，每次持续 20~30 分钟，每天 3~4 次，每个疗程 14 天。它在临床上适用范围较广，主要用于各型颈椎病患者中症状较轻者。

2）中牵引:牵引重量为 5.0~8.0 千克，每次持续 20~30 分钟，每天 3~4 次，每个疗程 14 天，可用于各型颈椎病患者中对小牵引耐受较好，症状有所缓解但需要进一步改善者。

3）大牵引：牵引重量为 8 千克以上，但不能超过体重的 1/6，每次持续 15~30 秒，每次间隔 1~2 分钟，每天做 5~8 次，每个疗程 14 天。此种方法仅适用于诊断明确的急性颈椎间盘突出症患者，要在有经验的专科医师指导下进行；对年老体弱和颈肌薄弱者不适用。

推荐用法:使用者应从小牵引( 2~3 千克)开始,标准是颈部感到有小力牵引,但感觉比较舒服。每天 3~4 次，每次 30 分钟左右，每天牵引累计时间最好不少于 2 小时。经过一段时间适应后，再根据疗效决定是否需要中牵引或大牵引，以及如何进行。即使是症状缓解或消失较快的病例，也不应过早终止牵引，以减少复发。

在牵引早期（3~5 天以内）可有不适症状，包括下颌部难受、头昏及思维不能集中等。此时不应中断，症状大多在 2~3 天消失，如持续 5 天以上仍有反应时，应请主治医师提出进一步意见。

### 6. 家庭自我牵引的注意事项

在利用牵引架进行家庭自我颈部牵引时，对年老体弱及有高血压病、糖尿病、冠心病、骨质疏松的患者牵引时最好有人监护，以免出现意外。如果牵引时出现头昏、头痛、心慌、胸闷等不适，应调整牵引方向、时间、重量，若仍不能消除者，应立即停止牵引。另外要注意，身患急性病时不可牵引。要着重指出的是，这种牵引必须由医师指导，并告知注意事项后方可进行。不恰当的反复牵引可导致颈椎附着处的韧带松弛，促进退行性变，降低颈椎的稳定性。

### 7. 盲目牵引容易造成的损害

1）颈椎肌肉、韧带静力性损伤，临床表现与落枕相似。

2）神经根损伤，出现上肢麻木、疼痛。

3）椎小关节功能紊乱，表现为颈部活动受限。

4）椎动脉扭曲，供血减少，表现为眩晕。

5）椎动脉斑块脱落，易造成腔隙性脑梗死。

6）枕神经损伤，表现为头痛。

不正确的牵引不仅不能缓解肌肉痉挛和减轻椎间隙的压力，反而会使颈椎周围的软组织损伤，充血水肿，加重对神经组织的压迫，引起强烈疼痛，使迷走神经张力增高，心脏自律细胞受到强烈抑制，导致心搏骤停。此外，如果患者颈部交感神经受到刺激和压迫，引起交感神经功能异常，会影响心脏的功能。所以要求牵引带放的部位要合适，使颈椎牵引的重力均匀。

不要过度牵引，过度牵引是指由于牵引重量过大或牵引持续时间过长，颈肌松弛，重量相对过重，从而引起颈部损伤，产生一系列不适。轻者引起颈部软组织包括肌肉、韧带、关节囊及椎间盘等的损伤，重者引起脊髓、神经根、椎动脉的牵拉刺激，导致颈椎病加重，严重者可出现截瘫。因此，必须掌握好牵引的度，才能既达到治疗效果，又不致造成不良后果。

# 牵引加按摩　双管齐下

1）牵引：患者取仰卧位，调整好牵引架的高度，用牵引带固定好患者头部，开始调节牵引重量。一般常用重量：8~12 千克，以患者适应为准。一般不超过 13 千克，定时为 30 分钟。再用物理光波治疗，定时为 12 分钟。

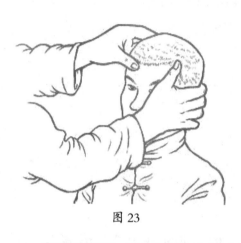

图 23

2）手法按摩：用传统手法如抚摩、揉捏、提拿、推揉、拍打等手法。

①抚摩时操作者用单手掌或四指指腹在患者颈肩、上背做往返的线形抚摩，操作时患者端坐于凳子上，按摩时在颈肩部涂搽红花油。红花油具有润滑和扩张血管的作用，作为介质，有助于手法的连贯性，保护患者皮肤。抚摩时间约 3 分钟，使患者局部有发热感为宜（图 24）。

②揉捏时操作者单手成钳形，五指齐力捏颈、肩等上背肌群，使患者有酸、麻、胀等不同的感觉，时间约 7 分钟。

③提拿时拇指与其余四指成钳形，在肩部提起肌肉，由内向外、双侧同做捻转动作，以患者耐受为度，反复几次，时间约 3 分钟。

④推揉时操作者站在患者后方，左手扶患者头部，右手拇指放在颈后部，另四指轻贴在颈部右侧，用拇指指腹在颈后椎体中线上（棘突）推揉，并自上而下缓慢滑动，如遇棘突偏歪可在其相反的方向加压推动，使其偏歪得到矫正。

⑤拍打是在患者肩背部进行有节奏的叩打，力量要与速度成正比，先由慢到快，也就是由轻到重，再由快到慢，也就是由重到轻。每次治疗手法时间为 20~30 分钟，每日 1 次，10 次为 1 个疗程。

中医认为，颈椎病属骨痹范畴。因颈部长期劳损或风寒湿邪所致，使局部气滞血瘀，故而产生疼痛。经上述方法治疗后，使瘀血得以消散，气血得以畅通。

经过牵引、微波、手法按摩外加红花油作为介质，可消除局部肿胀炎症、肌肉紧张痉挛，松弛局部粘连，纠正关节紊乱，使颈椎椎间隙有所改变（略有增宽），因而减轻或解除神经、血管等软组织的刺激。随之也增强了机体抵抗力，这样，患者的临床症状及阳性体征可随之减轻或消失。

临床痊愈后，患者在家中可每日做颈肩部活动，每日 1~2 次，常年坚持，对颈椎病有良好的预防治疗作用。

# 物理疗法　百花齐放

## 1. 物理疗法作用机制

在颈椎病的治疗中，物理治疗可起到多种作用，也是较为有效和常用的治疗方法。其作用机制为：

### （1）消炎、消肿与镇痛

1）超短波疗法、短波疗法：这类高频电疗有明显的改善血液循环的作用，剂量得当，可以加强组织的供氧和营养，减少渗出，促进致炎、致痛物质的排出，利于充血的消退、水肿的吸收，即消炎消肿作用显著。

2）干扰电流疗法、间动电流疗法、超刺激电流疗法及低频调制的脉冲中频电流疗法：这类中、低频电疗可改善局部血液循环，促进淋巴回流，因而可以消炎、消肿。

3）紫外线疗法：紫外线照射引起的红斑反应，能促进局部血液循环，改善营养和代谢状况，加强病理炎症和致痛性化学介质的清除，使水肿渗出易于消退。紫外线疗法的抗炎作用是在一定剂量紫外线照射的基础上发生的，因此，适当的剂量是促进炎症、水肿消退的关键。

4）磁疗：磁场能够使局部血液循环加强，促进渗出物吸收，对水肿或血肿的消退作用明显。可以酌情选用磁片贴敷、交变电磁疗、旋磁疗或频脉冲磁疗，应注意磁场强度的高低，以防不良反应的发生。

### （2）缓解疼痛

除上述消炎消肿镇痛的物理治疗方法外，还可以应用镇痛麻醉药物做直流电导入，如利多卡因药物导入，有明显的镇痛作用。

**（3）缓解肌肉痉挛和降低纤维结缔组织张力**

1）短波疗法、微波疗法、分米波疗法：这类高频电疗的温热效应较深且明显，能够降低骨骼肌、胃肠平滑肌及纤维结缔组织的张力，缓解肌肉痉挛，使肌腱、韧带、关节囊等组织的伸展性增大。

2）红外线疗法、蜡疗：红外线疗法的热作用浅，主要在皮肤的浅层，但是通过神经反射和体液调节机制可使肌肉和皮下组织升温，因此具有明显的缓解痉挛和降低纤维结缔组织张力的作用。蜡疗的温热作用与其机械压迫作用相伴随，可以缓解肌肉痉挛。

3）水疗：利用热水浴或旋涡浴的温热刺激或机械冲击作用，可以降低肌肉张力，缓解痉挛。

**（4）松解粘连和软化瘢痕**

1）超声波疗法：超声波是一种机械振动波，对局部组织细胞有微细按摩、继发热及理化作用，从而增强半透膜的弥散过程，加强渗透，改善血液循环和组织营养，使坚硬的结缔组织伸展、变长、软化瘢痕，松解粘连，缓解挛缩。

2）直流电碘离子透入法：利用直流电和碘的作用，使水分向瘢痕、粘连组织集中，可使组织蛋白吸水，易于溶解膨胀变软，使瘢痕软化，粘连松解。

3）音频电疗：音频电疗可以刺激粘连的纤维组织，包括神经纤维、肌纤维及结缔组织等，使其活动而逐渐松解，同时音频电疗能够促进局部的血液循环，改善其营养、代谢，因而使粘连松解、瘢痕软化。

**（5）促进神经、肌肉和关节运动功能恢复**

1）低、中频脉冲电刺激疗法：适当的低频脉冲或中频脉冲电刺激病变的神经、肌肉，可使之兴奋，发生收缩反应，这种刺激所致的节律性收缩运动可以促进病区血液循环，改善肌肉营养。低、中频脉冲电流的种类很多，应根据神经、肌肉病变的性质，有针对性地选择治疗电流。

①防治失用性肌萎缩：应选择感应电或新感应电。这种电流可以防止神经失用性萎缩，防止反射性抑制引起的肌萎缩。

②治疗肌肉迟缓性麻痹

a.三角波低频脉冲电疗法：这种电流能够选择性刺激病变的肌肉而不影响

邻近的正常肌肉，而且只引起病变肌肉的运动效应而不刺激感觉神经。因此，这种电疗可使瘫痪肌做节律性运动，促其恢复，即所谓电体操疗法。

b. 低频调制的中频电疗法：这种电流对皮肤的刺激较小，不易引起疼痛，患者容易耐受，因其作用深，适于病肌位置较深或皮肤对低频电刺激耐受欠佳的患者。

c. 干扰电疗法：属于低频调制的中频电流，两路电流在体内交叉形成干扰场，即"内生"的脉冲中频电流，因此作用较深，可通过差频的选择产生运动阈电流，兴奋神经肌肉组织，引起肌肉收缩，促其功能恢复。

③治疗肌肉痉挛性麻痹

a. 痉挛肌及其对抗肌的交替电刺激疗法：以两路方波低频脉冲电流交替刺激痉挛肌及其对抗肌，通过痉挛肌的强烈收缩后的反射性抑制和对抗肌强烈收缩对痉挛肌的反射性抑制，缓解肌肉痉挛，改善血液循环，防治肌肉萎缩，促进功能恢复。b. 对抗肌的电刺激疗法：以低频或中频脉冲电流或低频调制的中频电流，刺激痉挛肌的对抗肌，使其强收缩，抑制痉挛肌，缓解肌痉挛。

④治疗内脏平滑肌张力低下：内脏平滑肌张力低下，可以出现腹胀、便秘或排尿障碍，应用低、中频电疗可提高内脏平滑肌张力，改善临床症状。常用的治疗方法有：a. 感应电疗，用感应电或新感应电刺激疗法；b. 低频调制的电频疗法；c. 干扰电疗法；d. 音频电疗法。

2）功能性刺激疗法：是低频脉冲电疗中的一种，通常采用的波形为方波，频率为1~100Hz。在康复医学中被称为功能性电刺激，用于神经、肌肉和关节运动功能的康复治疗。可用做体表电极的电刺激，也可以植入的形式，更准确地刺激某一肌肉群。功能性电刺激不仅可以重新组织肢体运动，促进运动随意控制的自我恢复，促进脊髓平段基本运动机制的再建，而且还能缓解痉挛。

3）水疗法：利用水的温度刺激、水流动的机械作用和水的浮力，可以促进肌肉、关节及肢体功能障碍的康复。常用的水疗法有：

①漩涡浴：漩涡浴的特点是浴槽内的水呈漩涡样流动，连续的涡流作用于人体，是一种很好的按摩。最新型的漩涡浴是哈伯德式浴槽，呈蝶形，附有可升降的担架，对活动障碍的患者十分方便，而且水疗时治疗师可在浴槽旁指导患者在水中运动。

②运动浴：运动浴又称水中训练，对肢体运动功能障碍的康复较漩涡浴更

有利。运动浴是在一个较大的浴池中进行，池周有扶手，池中设平行棒，患者在池内可做各种运动，且可多人同时进行。

## 2. 高压氧治疗颈性眩晕

1）治疗方法：在使用甘露醇、苯海拉明、倍他司汀片治疗的基础上，再加用高压氧（HBO），采用多人高压氧舱，压缩空气加压，面罩吸氧，升压25分钟，吸氧时间为60分钟，中间休息5分钟，减压20分钟，总治疗时间110分钟，每日1次，12天为1个疗程。

颈性眩晕到目前为止没有一个完善的理论体系可以解释其发病机制，临床症状多种多样。临床上以反复发作的头晕为主要表现，以低头时明显，曾有眩晕发作并猝倒史，有相应的影像学表现，可伴有胸闷、气促、四肢乏力、纳差等症状。

随着现代社会生活节奏的加快，工作生活压力增加，伏案工作的白领越来越多，颈椎病的发病率有上升的趋势。既往对这类颈椎病采用保守疗法，缓解率低，复发率高。在传统药物的基础上加用高压氧治疗取得了令人乐观的疗效。

2）HBO治疗机制：提高血氧分压，增加血氧含量和组织中的氧含量与氧储量，提高氧的有效弥散距离，其具体机制结合分析如下。

①高压氧下椎动脉血流增加，脑干网状激活系统氧含量增加，促进清醒，有利于生命机能活动的维持 。

②HBO能有效地提高血氧分压,增加血氧含量,提高氧在组织中的弥散力,增强氧的穿透力，直接被组织细胞利用，从而迅速、有效地纠正颈髓组织缺血、缺氧状况。

③HBO治疗改变血液流变学特征，降低血液黏稠度，加快血流，增加颈髓血流量，改变病变部位微循环，减少颈髓组织的损伤，促进症状、体征恢复，控制病变复发，达到治疗和预防的双重作用。

④HBO治疗后红细胞变形能力明显提高，从而减少使脑缺氧发生的红细胞和血小板聚集及血液呈"淤泥"现象。正因为红细胞具有很大的变形能力，吸收了湍流的作用，抑制了湍流的发展。改善微循环，制约了缺血性脑血管病的发生，因此起到治疗和预防的作用。

对不同的症状高压氧有不同的效果。其中以治疗眩晕、上肢乏力、上肢麻木效果较好。

### 3. 脑病生理治疗机治疗椎动脉型颈椎病

1）颈部常规手法治疗，颈椎旋转复位：先在颈、肩及双上肢部行常规手法松解，参照颈椎常规正位、侧位、开口位 X 光片，对偏歪的颈椎体运用定点旋转复位法行定点旋转复位术。

2）颈部中频治疗：采用 T99-13 型电脑中频治疗仪，条状电极置于颈椎两侧，电脑自动 11 号方，治疗 15 分钟，1 次 / 天，治疗 10 次为 1 个疗程。

中频有明显的镇痛、改善局部血液循环和锻炼骨骼肌等作用，对颈周软组织的疼痛及痉挛有明显的治疗作用，有利于复位后颈周肌肉的恢复，恢复颈周软组织的平衡，加强颈椎的稳定性，减少颈椎病复发的机会。

3）脑病生理治疗机：采用 SK-A 型脑病生理治疗机治疗。

治疗方法:帽状电极置于头部。剂量:弱。治疗时间:20 分钟 / 次,1 次 / 天,10 次为 1 个疗程。

SK-A 型脑病生理治疗机是采用经颅磁刺激治疗的一种治疗仪器，可以舒张脑血管，解除脑血管痉挛，改善病灶区血液循环。同时可以改善脑细胞的代谢环境，增强代谢酶活性，使受损脑细胞代谢加快，增加受损脑细胞的可复性，促进脑功能的恢复。

该仪器用于治疗椎动脉型颈椎病，疗效好，说明椎动脉型颈椎病因椎动脉血流改变致脑供血不足，引起脑功能的改变，需要一定的康复时间，而脑病生理治疗机能促进脑功能的康复，提高了疗效，缩短了疗程。

## 手法疗法要慎重

### 1. 颈椎短杠杆微调手法治疗神经根型颈椎病

1）推拿方法：在颈项部两侧一指禅推法、拇指按揉法、滚法治疗颈项部及肩胛部周围疼痛，按揉天宗、曲池、合谷等穴约 15 分钟（图 25、图 26）。

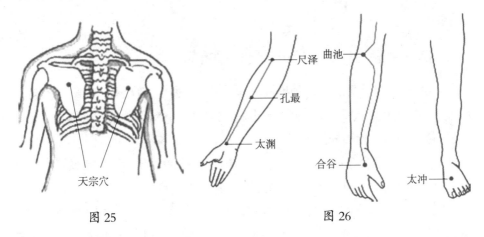

图 25　　　　　　　　　　　　　图 26

2）上颈椎微调手法：参照沈氏短杠杆颈椎微调手法。患者坐位，颈部肌肉放松，医者立于其背后，以一侧的拇指抵住颈部肌肉紧张的一侧，寰枢关节周围，另一侧手掌托住患者的下颌支及颞枕骨下缘，以托患者头颈之手先将其上部提托，在对患者头颅施加纵向拔伸力量下引导患者头颅向患侧轻微侧屈，医者手下觉患者颈部肌肉放松，与医者手法协调操作的前提下，再突然稍微加大向头颅一侧的运动幅度，同时拇指用力向上内推冲。

3）下颈椎微调手法：患者坐位颈部肌肉放松，医者立于其背后，以一侧的拇指抵住患者错位颈椎棘突，另一侧手掌托住患者颈根部，医者托患者头部之手先将其向上托起，在对患者施加向上拔伸力量时患者头颅向患侧侧屈约10°，当患者肌肉放松，与医者手法操作协调的前提下，再突然加大头颅侧屈运动幅度3°～5°，拇指同时向上内推冲棘突。

施行颈椎微调手法后，用拇指触摸各颈椎棘突一侧，觉仍有肌肉紧张痉挛感可重复操作颈椎微调手法以调整相应节段。隔日治疗，10次为1个疗程。1个疗程后进行疗效评定。

神经根型颈椎病是临床常见病，它以颈项活动障碍、颈项部酸痛或伴上肢放射痛、麻木为主要临床表现，其治疗方法较多。由于颈部神经血管丰富，手法治疗发生意外时有报道，特别是传统的颈项部被动运动性手法。颈椎短杠杆微调手法因其安全有效，便于在临床上使用。

## 2. 脊柱定点旋转复位法

脊柱定点旋转复位法运用了生物力学的原理，是以患者前屈，然后脊柱沿纵轴旋转、在牵引下应用了旋转力，在脊柱沿纵轴旋转的瞬间拨正偏歪棘突，使位移的椎体恢复正常的解剖位置，使错缝的关节突对位，恢复正常的或代偿的脊柱内外平衡，达到治疗目的。

通过脊椎定点旋转复位手法治疗，可促使患椎椎间隙及纤维环、椎间韧带发生旋转、牵拉，从而对突出的髓核产生对周边的压力，使突出物易于回纳；通过拨正偏歪棘突，椎体关节得以恢复正常（或代偿性）的解剖位置，使之与周围肌肉群相适应（即古医籍所称"骨合缝""筋入槽"），解除关节囊、黄韧带对神经根的压迫，改善椎动脉血流。

**（1）操作方法**

1）术者以两手拇指指腹桡侧（或只以一手拇指亦可）呈八字形分布，沿患者脊柱纵轴由上至下，左右分拨、按摸，以了解椎旁筋肉（棘上韧带）有无变厚、挛缩、钝厚及条索样剥离等病变情况。

2）用拇指触按患者脊椎棘突，观察其是否偏歪。在正常情况下，棘突侧缘连线应与脊柱中心线平行，各脊椎棘突上下角的连线和各棘突上下角尖的连线应与脊柱中心线重叠。棘突偏歪时，患椎棘突上下角连线偏离脊柱中心线，患椎棘突上下角尖与其上下棘突的角尖连线同中心线呈相交斜线，棘突侧缘向外成角；患椎棘旁有明显的压痛。在触按过程中，可一手触按脊椎，另一手扶持其躯体，使患者身体前屈后仰，左右旋转。

**（2）复位手法**

术者以左（右）手拇指顶住患椎偏歪的棘突，用力向对侧推按，以拨正偏歪棘突；右（左）手扶持患者躯体，使脊柱逐渐屈曲，并在棘突偏歪一侧侧弯的情况下做顺时针或逆时针方向旋转。两手协同动作，推按一手先顶住患椎棘突，在旋转的最后几度用力推按，偏歪棘突复位时指下可扪及弹跳感。此外，在施行复位手法前后，还应根据患椎筋肉损伤及病变情况，分别采用分筋疏理、拿点摩揉等手法以舒筋活血。

**（3）适应证**

在应用本疗法时，术者应先用手指触按患者脊椎，检查各相关椎体棘突位置是否正常，患椎棘突有无压痛，其椎旁筋肉是否变厚、挛缩、剥离等，然后采用相应的整复手法进行治疗。主要有以下适应证：

1）损伤退变性脊柱疾病；腰椎间盘突出、急性腰扭伤、腰椎滑脱、腰椎管狭窄；

2）颈椎病引起的头痛、头晕、高血压、心律失常、肩颈疼痛、手臂麻痛有立竿见影之效；

3）脑供血不足、脑血管痉挛、脑外伤后遗症等疑难杂症。

**（4）注意事项**

1）在颈椎部位施用本疗法整复时，手法不当可能会刺激椎动脉而产生虚脱症，个别患者或可造成医源性脊椎损伤而导致高位截瘫等严重后果。

2）治疗时一次整复不能拨正偏歪棘突，不宜连续施治，可以配合分筋疏理、拿点摩揉等推拿手法解除痉挛，然后再施以整复手法。有些患者要间隔数日施治1次，连续4~5次治疗才能拨正偏歪棘突，切忌急于求成。

3）应用本疗法，病椎定位准确是获效的前提，熟练的整复手法则是提高疗效的关键。检查病椎定位不准或疏漏，偏歪棘突方向判断错误，均可使疗效不显，甚至加重病情。整复手法必须准确，用力柔和，切忌粗暴。

# 中医疗法有特效

目前临床常见的颈椎病，在《五十二病方》已有描述。《五十二病方·足臂十一脉灸经》中描述"肩脉"病："不可以顾，肩似脱，臑似折……，颔痛、喉痹、臂痛、肘痛。"此类症状、体征似现代常见的颈椎病。《黄帝内经》和《针灸甲乙经》均有类似描述，将颈肩臂痛称为"臂厥"。

颈椎病的功能体育疗法，属古代"导引"范畴。中国传统医学应用此法防治脊椎疾病，据史料记载：《淮南子》已介绍"五禽戏"，有"熊经、鸟伸、猿跃、鸱视、虎顾"的锻炼动作。据考古发现马王堆汉墓出土的《导引图》，图中运动式样多为锻炼颈、腰、背的屈曲、过伸、侧弯、左右旋转的运动。

华佗的"五禽戏"更明确："熊经、鸱顾，引挽腰体动诸关节。"这种名为"导引"的功能体育疗法一直延续两千多年，成为中国传统医学防治脊椎疾病的主要康复方法之一。按摩是中国传统医学最古老的疗法，《史记·扁鹊仓公列传》记载："臣闻上古之时医者俞拊，治病……镵石桥引"，桥，即按摩法。

《内经》已将按摩作为与针灸并列的两大疗法："按摩勿释，着针勿斥，移气于不足，神气乃得复。"《繁演露》说："医有按摩法，按以手控捏捺病处也，摩者按搓之也。"针灸治疗脊椎病，始自《五十二病方·足臂十一脉灸经》对臂厥、踝厥运用灸法，华佗治"足躄不能行"，"点背数十处，相去或一寸……灸此各一壮，灸创愈即行"。后世称此名"华佗夹脊灸"。药熨疗法也是当时治疗方法，如《素问·调经论》："病在骨，焠针药熨。"葛洪《肘后方》介绍用药物配合按摩治疗颈腰痛，称之为"摩膏"，还发明了多种"摩膏"。同时，葛洪首创后世称为"独活寄生汤"之药物内服，治疗"肾气虚衰、腰脊疼痛或当卧湿，为冷所中。不速治，流入腿膝为偏枯冷痹"。张仲景、葛洪的辨证论治内服药物和外敷"摩膏"疗法，成为后世治疗脊椎疾病的重要疗法。

## 1. 常用按摩方法

1）分筋法：首先用拇指指腹在患部按住皮肤，向上或向右将皮肤略予推移，然后向深部重压。反复重复上述动作即为分筋法，可重复多次。每次所用力量以患者感到疼痛，但能忍受为标准。手法太轻不能起治疗作用，手法太重患者难以接受。前两次治疗时力度不能过大，以使患者有一适应过程。向深部按压进行治疗时应逐步加力，结束时亦应逐渐减力，此乃"刚中有柔，柔中有刚"。手法宜缓慢、深沉，使指力达到深部病变处，以起治疗作用。一般患处常可扪及压痛的结节状物或索状物，可在此处施治，亦有部分患者仅有压痛而无明显结节或条索状物，此时需鉴别此压痛处是否为病变部位，常需在对侧相应部位予以按压。如两侧为相同性质的压痛，然程度或性质不同，则患侧之压痛点为病变部位，即可施治。当然穴位亦常为病变存在的部位。分筋法是杜氏按摩法中的主要手法。

2）点穴法：一般用拇指指腹之前部按压患处相关穴位。可按压片刻后放松，然后再按压，反复按压时可配合局部揉压动作，除拇指外，有时亦可用中指或示指做点穴法。

3）推法：用拇指或数个手指指腹从病变近端予以轻微的压力，压向皮肤及其腔部组织，然后以平稳的力量推滑到病变处并滑向病变处的远端一定距离，称指推法。对胸背、腰背等平坦的部位可用整个手掌掌面进行推滑动作，则为掌推法。推法常应用于分筋法、弹筋法及拨络法后，亦常需重复数次。

4）弹筋法：用拇指及四指相对，捏起肌束，然后稍加挤捏由手指间将肌束挤弹而出。操作时不可急于用力抓捏，如过于急躁用力，患者肌肉紧张，就不可能将肌束捏住。手法应沉着缓慢，首先嘱患者肌肉放松，用手指轻轻、逐步向肌束两侧深部插入，然后轻轻地捏住肌肉进行弹筋手法。此手法较痛，故仅能重复 2~3 次，而且手法结束后常配合推法。对颈肩痛常用的弹筋部位为颈根部两侧的斜方肌、肩胛骨内侧的斜方肌及背阔肌的外侧缘，对神经干有时亦可用弹筋法 1~2 次，如腋窝内的大神经干，用此手法更应注意轻柔。

5）拨络法：作用与弹筋法类似。弹筋法用于活动度大的肌束及神经干，而拨络法则用于比较固定的肌束及神经干，或由于病变肌束有变性、粘连不能被捏起时。此手法为用拇指或示指与肌束做垂直方向的来回拨动，亦可同时用四指的指端来拨动肌束或神经干。

6）升降法：作用于关节，为使关节做被动的屈伸活动。

7）滚摇法：为做关节的旋转划圈活动。动作由小到大，力量由轻到重。可按顺时针方向旋转 10~40 次，然后再做逆时针方向同样遍数的旋转画圈。

8）捏按法：一手扶患者的手，另一手对患者的上肢由近端向远端予以抓捏，一捏一放，用力平稳，重复数遍。捏按法常在整套手法结束前与点穴法配合交叉进行，可促使血流通畅，经络舒展。

按摩点压常用穴位：颈型可取风池、天枝、肺俞、曲垣、肩贞等穴；神经根型可取肩髃、肩髎、曲池、手二里、合谷、少海、神门等穴；椎动脉型可取百会、太阳、大椎、风府、合谷等穴；脊髓型可取足三里、委中、委阳、合谷等穴。此外，压痛明显之处及条索状硬结部位即阿是穴，可重点施用手法。

## 2. 压痛点治疗

颈椎病常见的压痛点分布与患者主诉的疼痛区域并不完全一致，它分为：

1）风池穴压痛点：位于胸锁乳突肌与斜方肌之间。此压痛点极为常见，压迫此点时除局部疼痛较著外，并向后枕部、头顶及同侧眼部放射，少数患者可放射至同侧太阳穴。

2）肩上压痛点：位于肩上第 7 颈椎横突，为斜方肌、上部纤维经过处，压迫此点，可放射至颈、肩、臂、手外侧。

3）肩胛内上角压痛点：位于肩胛骨内上角的稍上方，为提肩胛肌在肩胛骨的附着端。检查时先摸到肩胛内上角，在其稍上方可摸到接近垂直略向中线倾斜的索状物，即为提肩胛肌。压迫此点除局部疼痛外，并常向同侧第2、3颈椎旁放射，少数可放射到枕部、头顶，甚至同侧眶部。疼痛亦常向同侧肩及上臂前外侧放射，少数可放射至前臂桡侧。

4）肩胛腋窝缘压痛点：位于肩胛腋窝缘的稍外侧，为小圆肌及大圆肌在肩胛骨的附着端，一部分背阔肌纤维亦经过此处，做此压痛点检查时，手指应向前向内，压向前肩胛骨腋窝缘。压迫此点时，放射痛及发麻感可至臂及手的尺侧。

5）肩胛内缘压痛点：位于肩胛脊柱缘稍内侧处，为小菱形肌及大菱形肌在肩胛的附着端。此压痛点一般无放射痛，少数患者有压向肩部或颈部的放射痛或胸闷感。

6）肩胛冈下压痛点：位于肩胛冈中点下方3~6厘米处，为冈下肌在肩胛骨的附着端。此压痛点不但极常见，且压痛常甚重，剧烈程度往往使患者不能忍受。压迫此点时，疼痛可放射至臂及手的尺侧，并常有尺侧手指发麻、发凉感。

7）颈后部压痛点：多数位于第2、3、4、5颈椎棘突间及其椎旁，有时其他颈椎棘突间及其侧方亦可有压痛。颈后部压痛区主要为斜方肌中、上部纤维及提肩胛肌在枕骨、颈椎及项韧带的附着端。疼痛可放射至枕部、头顶、颞部及眶部，少数患者压迫这些点时并有头痛、头晕、眼球发胀、咽部不适等感觉。

8）胸椎压痛点：多位于胸4棘突及其两侧，主要为大菱形肌、小菱形肌及各椎旁肌肉的附着端。压迫此两点，疼痛可放射至肩、上臂并有胸闷感。

9）肋软骨压痛点：颈椎病常引起第4、5肋软骨处疼痛，痛点固定以左侧常见，检查未见局部红肿，颈椎病治愈后，疼痛自行消失，需注意与肋软骨炎相鉴别。

对于以上各压痛点，在手法纠正棘突偏歪以后，可针对不同患者及不同压痛点，给予推、按、揉、压治疗，以解除肌肉痉挛。临床上可收到较好的效果。

### 3.颈椎病自我按摩操

#### （1）九步按摩法

1）按摩百会穴：用中指或示指按于头顶最高处正中的百会穴（图27），用力由轻到重按揉20~30次。

功效：健脑宁神，益气固脱。

2）对按头部：双手拇指分别放在额部两侧的太阳穴处，其余四指分开，放在两侧头部，双手同时用力做对按揉动20~30次。

功效：清脑明目，振奋精神。

3）按揉风池穴：用两手拇指分别按在同侧风池穴（位于颈部，在两条大筋外缘的陷窝中，即发际的凹陷处，与耳垂齐平，图28），其余手指附在头的两侧，由轻到重按揉20~30次。

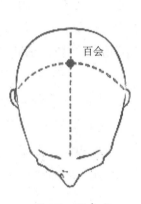

图 27 百会穴

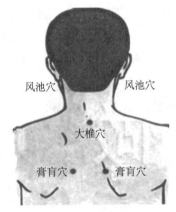

图 28 风池穴

功效：疏风散寒，开窍镇痛。

4）拿捏颈肌：将左（右）手上举置于颈后，拇指放置于同侧颈外侧，其余四指放在颈肌对侧，双手用力对合，将颈肌向上提起后放松，沿风池穴向下拿捏至大椎穴20~30次。

功效：解痉镇痛，调和气血。

5）按压肩井穴：以左（右）手中指指腹按于对侧肩井穴（在大椎与肩峰连线中点，肩部筋肉处，图29），然后由轻到重按压10~20次，两侧交替进行。

功效：通经活络，散寒定痛。

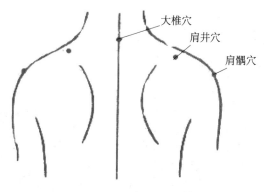

图 29　肩井穴

6）按摩大椎穴：用左（右）手四指并拢放于上背部，用力反复按摩大椎穴（位于后颈部颈椎中最大椎体下方的空隙处，图 30）各 20~30 次，至局部发热为佳，两侧交替进行。

功效：疏风散寒，活血通络（取大椎穴时把手放在颈后，低头时位于最高隆起处骨头的下方凹陷处，即为大椎穴）。

7）对按内、外关穴：用左（右）手拇指尖放在右（左）手内关穴（掌横纹以上 2 寸，两肌腱之间，图 31），中指放在对侧的外关穴（内关穴对面），同时对合用力按揉 0.5~1 分钟，双手交替进行。

功效：宁心通络，宽胸行气。

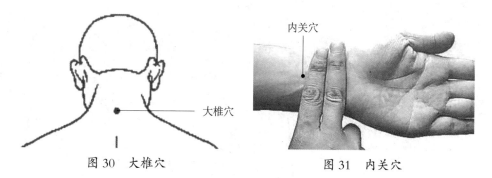

图 30　大椎穴　　　　　　　图 31　内关穴

8）掐揉合谷穴：将左（右）手拇指指尖放在另一手的合谷穴（即虎口处，图 32），拇指用力掐揉 10~20 次，双手交替进行。

功效：疏风解表，开窍醒神。

9）梳摩头顶：双手五指微曲分别放在头顶两侧，稍加压力从前发际沿头顶至脑后做梳头状动作 20~30 次（图 33）。

功效：提神醒目，清脑镇痛。

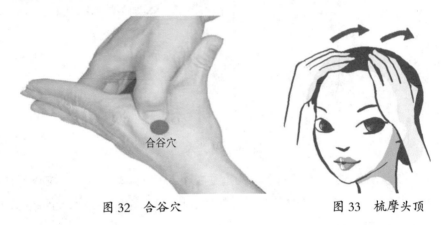

图 32　合谷穴　　　　　　　　　图 33　梳摩头顶

## （2）十试操

1）颈部运动：头部前屈、后屈、左屈、右屈各 10 次。然后缓慢摇头，左转 10 次，右转 10 次，绕环 10 次（图 34）。

2）摇动上肢：左臂摇动 20 次，再右臂摇动 20 次。

3）抓空练指：两臂平伸，双手五指做屈伸运动，可做 50 次（图 35）。

4）局部按摩：可于颈部大椎穴、风池穴附近寻找压痛点、硬结点或肌肉绷紧处，在这些反应点上进行揉按、推掐。

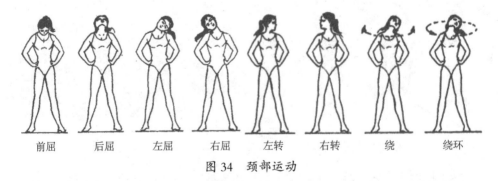

前屈　　后屈　　左屈　　右屈　　左转　　右转　　绕　　绕环

图 34　颈部运动

5）远道点穴：在手背、足背、小臂前外侧、小腿外侧寻找压痛点。于此反应点施点穴按摩。

6）擦掌摩腰：将两手掌合并擦热，随即双手摩擦腰部，可上下方向擦动，做 50 次。

7）掐捏踝筋：两手交替掐捏足踝后大筋。

8）用拇、示指掐揉人中穴。

9）提揉两耳；用手提拉双耳，然后搓揉，待耳发热为止。

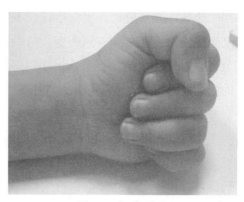

图 35　抓空练指

10）用拇指指腹揉按小指掌指关节后的赤白肉际，这里是手部肩关节反射区。揉按手部的肩关节反射区，能改善肩关节周围的血液循环，起到行气活血镇痛的作用。

每日可自行练习一次。手法由轻渐重，以能忍耐为度。依法练习，一般 1~2 个月即可见效。

## 4. 治疗颈关节痛常用手法

### （1）寰枢关节扳法

1）操作方法：患者坐于低凳上，头稍后仰，术者站于患者侧方，一手拇指顶按住患者第二颈椎的棘突，另一手肘部托起患者的下颌部，手掌绕过对侧耳后，夹住其枕骨部，然后逐渐用力将颈椎向上拔伸。在拔伸的基础上，使颈椎旋转至有阻力的位置，随即做一个有控制的，稍增大幅度的快速扳动，顶按棘突的拇指同时协调用力下按。此时常可听到"咔嗒"一声，并且术者拇指下有棘突的跳动感，表示手法成功。

2）操作要领

①先拔伸颈椎，在拔伸的基础上再旋转。

②向齿状突偏向侧旋转，拇指将第二颈椎棘突向对侧顶按。

③要根据患者体质的强弱控制旋转的力度，切忌过大。

此法主要用于治疗寰枢关节半脱位。

### （2）颈椎斜扳法

1）操作方法：患者取坐位，头略前俯，颈部放松，术者站于其侧后方，用一手扶住其后脑部，另一手托起下颌部，两手协同动作，使头向健侧侧偏，向患侧慢慢旋转（即左侧病变，向左侧旋转；右侧病变向右侧旋转）。当旋转至有阻力时，稍停顿片刻，随即用力再做一个有控制的、稍增大幅度（5°~10°）的快速扳动，此时也常可听到"咔嗒"的声响，一达到目的，随即松手。

2）操作要领

①根据颈椎病变部位，在不同的前屈角度下扳动。

②当颈椎旋转至有阻力时，旋转扳动的范围不能超过10°，否则容易造成损伤。

本法整复颈椎各关节错缝、间缝变窄、排列紊乱、颈椎周围软组织痉挛。临床常用于治疗颈椎病、颈椎失稳症、颈椎小关节紊乱、滑膜嵌顿、颈椎退行性变、颈椎间盘突出、落枕、项肌疲劳和痉挛等病症。

**（3）颈椎侧屈扳法**

1）操作方法：患者坐位，术者站于其身后，用一手拇指抵住颈椎凸侧的横突处，另一手手掌抵住其头对侧颞部，两手协同用力，使颈椎缓缓向颈椎凸侧侧弯，弯至有阻力时，再做一个有增大幅度的、有控制的快速扳动。

2）操作要领

①在快捷扳动的瞬间，双手要同时相对用力。

②术者可用拇指面抵按患者颈椎横突，也可拇指外展，用虎口卡按。

③严格掌握侧屈扳动的幅度。

本法有纠正畸形，整复关节错缝等功效，主要用于治疗各种原因所致的颈椎侧弯，如颈椎病、肌性斜颈、落枕、颈椎小关节紊乱等。

**（4）颈椎定位旋转扳法**

1）操作方法：患者坐位，低头10°~15°。术者站在其侧后方，一上肢肘关节屈曲用肘窝将其颌部托住并用上臂与前臂和手将其头部环抱固定，另一手用拇指面顶住患者颈椎棘突偏患侧的后外侧缘。然后用固定头部的上肢将患者头部向左右方向轻轻旋转。待其放松后，再将其头部向患者颈椎棘突偏歪侧拖转至有阻力时，略微停顿，再做一个瞬间快速的小幅度旋转牵拉动作。同时，另一手拇指向相反方向用力推按棘突，使其复位。

2）操作要领

①术者抵按患者棘突之拇指面，部位需抵在偏歪侧的后外侧。

②操作时使头颈部向棘突偏歪侧旋转，拇指面向相反方向推偏歪棘突。

③双手要协调配合。

本法是一种可定向、定位矫治单个颈椎椎体扭转的整复手法，主要用于治疗颈椎病、颈椎失稳、颈椎小关节紊乱、半脱位等导致单个颈椎椎体发生扭转之症。

**（5）仰卧位颈椎旋转扳法**

1）操作方法：患者仰卧位，去枕，术者坐于其头侧，一手托住其下颌部，另一手托其枕部，双手将患者头部托起，轻轻左右旋转使其放松，然后向患侧方向旋转到有阻力时，略停顿后在瞬间旋转5°~10°，后将其回旋到起始位。

2）操作要领：操作时术者将患者头脱离床面10°~15°，勿离床面过高。

本法患者全身容易放松，适用于年老体弱、椎动脉型颈椎病、眩晕等不宜坐位操作者。

**（6）颈椎微调扳法**

1）操作方法

①坐位颈椎侧屈微调扳法：患者坐位，颈部放松，术者站于其后方，以一手拇指按顶颈椎错位偏凸的棘突，另一手掌根顶住颈根部，将下颈椎向患侧侧屈至限制位，然后两手同时向相反方向做快速推动，拇指顶按颈椎棘突使错位整复。

②侧卧位颈椎侧屈微调扳法：患者侧卧位，垫一平枕，术者站于床头，一手按住患者颈部并以拇指抵住偏凸之颈椎棘突，另一手托住其下颌并用前臂托住面颊部，先将患者头颈向上侧屈至30°，然后两手协调，做一突发而有控制的力量，一手扩大侧屈幅度3°~5°，另一手拇指向下顶推偏凸之棘突，即可整复。

③俯卧位颈椎横突按压微调扳法：患者俯卧位，若其颈部肌肉痉挛不明显，则在其胸部及颈前垫一软枕，使颈部处于前屈中立位，术者站于其头部，先以一手置于颈椎错位偏突侧，拇指按住错位颈椎后突的横突后结节，另一手置于其下位椎体对侧的横突后结节，先以较和缓的节奏和力量将横突向下施加压力振动，当患者肌肉放松时，适时以短促、轻巧、有控制的力将横突向上推，使

之松动或整复。此法适用于中下颈椎段错位的整复。

④俯卧位颈椎旋转微调扳法：患者取俯卧位，旋转颈部，嘱患者头旋向患侧，使上颈段处于弹性限制位。术者两拇指并拢或重叠，按压于错位椎骨棘突侧，先以较和缓的力量和节奏，将棘突向内下方施加震动，当患者肌肉放松时，以短促、轻巧、有控制的力量按压棘突，使其整复。本法操作时拇指的着力点也可在对侧后凸的棘突。本法适用于上颈椎段颈椎错位的整复。

2）操作要领

①错位椎体的定位要准确，拇指着力点要与之相一致。

②两手用力要协调、短促、轻巧，快速。

本法用于整复颈椎错缝。临床适用于颈椎病、椎体不稳、颈椎小关节紊乱等引起的颈椎椎体微小错位。其中，定位颈椎侧屈微调扳法适用于整复下颈椎段的错位；俯卧位颈椎横突按压微调扳法适用于中下段颈椎病的错位整复；俯卧位颈椎旋转微调扳法适用于上段颈椎病的整复。

**（7）颈椎拔伸法、牵拉法**

1）操作方法

①患者坐位，术者站于其后，用双手拇指顶住枕骨后方，余四肢分别托住下颌部，两前臂分别压住患者两肩，然后逐渐用力向上拔伸。

②术者用一侧肘部托住患者下颌部，前臂绕过其对侧耳后用手掌扶住枕骨部，另一只手亦扶于其后枕部，然后逐渐用力将颈椎向上拔伸。

2）操作要领

①拔伸牵拉的动作要稳而持续，不可用一次突发的猛力。

②顺势而行，因势利导，用力恰当，适可而止，切忌粗暴。

本法常用于四肢部和脊柱部，具有整复错缝、脱位，纠正畸形、解除粘连等功效。临床和其他手法配合治疗颈椎病、腰椎病、四肢关节功能障碍，软组织粘连、挛缩以及小关节错位，伤筋等症。本法也是治疗骨折和脱位的主要手法，临床常与旋转、屈曲等正骨手法配合使用。

## 5. 颈椎病一些继发症状的中医疗法

颈椎病除常见的颈部症状外，还有一些容易误诊的颈部引起的继发性症状，如失眠、头晕、头痛、胸闷等。

**（1）失眠**

大多源于颈椎错位所致的交感神经受刺激（或受压迫），导致大脑皮质的兴奋性增高，造成入睡困难或睡眠时间不足。交感神经受刺激，常由于颈椎解剖位置的改变（外伤、姿势不正确造成的肌肉韧带劳损），使颈椎小关节错位、椎间失稳、颈部肌肉痉挛或发生炎症。

1）临床表现

症状：患者常见失眠，多梦，心情烦躁，易于冲动等。部分患者常有颈部活动障碍，局部疼痛，头晕头沉，胃纳不佳，神经过敏，精神疲劳，记忆力减退，视物模糊等自主神经功能紊乱症状。

体征：颈部肌肉发硬，活动受限，局部压痛或触痛。失眠与头颈姿势的改变有明显关系，某些患者常保持一定的被迫体位。

2）手法治疗（定点旋转复位法）：常可获得比较满意的疗效，一般松解肌肉痉挛、复位偏歪之棘突、解除压迫、恢复脊柱的内外平衡及神经、血管的生理功能是其首要条件。

3）特效点穴治疗（点按揉压法）

①完骨穴：位于耳后乳突下方，约 1 厘米处。

②天柱穴：后颈部斜方肌的外侧即为天柱穴（后发际正中旁开 4.3 厘米处）。

③神门穴：位于双手腕关节桡侧前端凹陷处。

④足三里穴：位于双下肢胫骨外侧，膝盖下 5~6 厘米处。

4）锻炼与调理

①进行自我保健按摩

a. 按摩颈椎：右手按左侧颈椎，左手按摩右侧颈椎，每次按摩 5~10 分钟。

b. 自我点穴：点按揉压双侧风池、太阳、翳风、听宫、听会、内关、合谷等穴。

c. 自我转头：前屈后伸 9 次，坐稳闭目先缓慢左侧弯 9 次，再右侧弯 9 次，最后梳头 9 次。每天坚持做 1~2 次。

②保持正确姿势，使用合适的枕头。一般采用 15 厘米左右高的圆枕，置于脖子的后方，以防颈部肌肉紧张疲劳。

③及时治疗颈部的外伤，以防椎体和棘突的错位。

④加强体育锻炼，适当活动关节，增强身体素质。

⑤注意饮食调节，保持营养平衡。平时可多食核桃仁、山芋肉、黑豆、黑芝麻等补肾；木瓜、当归、党参、黄芪等补气血，有助于改善睡眠和预防颈椎病。

⑥保持乐观情绪和平和心态，不急不躁、不气不馁、宽容大度、修身养性，对防治失眠有极重要的作用。

### （2）眩晕

1）临床表现

a. 症状：眩晕为首发症状，有时为早期的唯一症状。眩晕可表现为旋转性、摇摆性等，眼前发黑、头重脚轻、肢体发软，同时伴有复视、眼震、耳鸣、听力下降、恶心呕吐等症状。头部活动和姿势改变使眩晕加重是本病的一个重要特点。

b. 体征：颈部活动受限，局部肌肉紧张性增高，压痛明显，可触及条索状或结节状硬结，还可发现棘突或横突的偏移，转头时可听到摩擦音，并可出现眩晕加剧。

2）手法治疗：治疗效果较好，往往一次就可痊愈，只要解除了对椎动脉及交感神经的压迫或刺激，症状即可消失。但要求拇指触诊准确无误，复位彻底，才能收到良好效果。

特效点穴治疗

①外关穴：位于前臂背侧面桡、尺骨之间，腕横纹上6厘米处。

②足临泣穴：位于足背第4趾与第5趾之间。将手指往上移动，自然停下的地方即是穴位。

③中历兑穴：位于第2趾，趾甲边缘近端的中央。

3）锻炼与调理

①按摩颈椎：右手按左侧颈椎，左手按摩右侧颈椎，每次按摩5~10分钟。

②自我点穴：点按揉压双侧风池、太阳、翳风、听宫、听会、内关、合谷等穴。

### （3）头痛

头痛是一种最常见、最普通的自身感觉症状，引起头痛的原因多种多样，除头部因素外，还有颈源性头痛，大多与颈椎的寰枢椎位置有关。

1）临床表现：头痛患者多有颈部不适感（酸、麻、胀、痛、沉、紧等）、颈椎及小关节移位、颈椎旁有压痛点，久病者可触及条索状或硬结状反应物。

疼痛一般位于后枕部，常向同侧前额或眼部扩散。疼痛的性质大多为牵拉痛，有时为钝痛或刺痛，常伴有头昏、眩晕、走路步态不稳，耳鸣、听力下降、视力减退等，严重者还可伴有同侧上肢疼痛或麻木。X线片检查可见颈椎变直，生理弯曲消失，椎体前移，钩椎关节增生、不对称，齿状突不居中，椎间隙变窄，骨质增生等改变。早期错位，X线片检查不一定能发现，触摸即可做到早发现、早诊断、早预防、早治疗。

脑血流图检查可能提示血管紧张度增高（病久则降低），血流量左右不对称。脑地形图检查可能发现异常波形改变。

2）诊断及鉴别诊断

①诊断要点

a. 有家族遗传史和颈椎病史，检查有颈椎及小关节错位，颈椎旁有压痛点，可触及条索状或硬结状反应物。

b. 主要为后枕部疼痛，常为两侧性，并向头顶部放射。头部活动或颈部姿势的改变可影响头痛的程度。

c. 临床检查有上述改变，并排除颅内外其他器质性疾患。

②鉴别诊断

a. 排除颅内占位性病变，如颅内脓肿、血肿、肿瘤、寄生虫病等，其头痛表现为前轻后重并呈渐进性、持续性加重，最后转为弥散性深部钝痛，严重时如炸裂样，伴喷射状呕吐，甚至意识障碍等。

b. 颅内炎症，如脑炎、脑膜炎等，头痛呈渐进性加重，并伴有发热、颈项强直、喷射状呕吐，甚至发生脑疝（瞳孔大小发生变化）或昏迷。

c. 颅外炎症，常见的有毛囊疖肿和化脓性感染，其疼痛多为跳痛、胀痛或烧灼样痛，检查可发现发炎病灶。

d. 头颅邻近器官的病变，如屈光不正，眼、耳、鼻及口腔炎症，均可引起头痛，应仔细分析。

e. 神经性头痛，疼痛为刺痛、触电样或烧灼样痛，以成年女性并且以右侧面部多见。

f. 血管性头痛，如偏头痛，多见于女性，表现为周期性搏动样剧烈头痛。属于变态反应性头痛，表现为发作时一侧搏动样剧烈头痛。多在40岁以后发生，常在夜间或晨起时突然发作，持续时间较短。高血压性头痛无固定部位，多为钝痛、胀痛或搏动样疼痛，常伴有头晕、眼花、耳鸣，血压突然升高时头痛可加重。

3）治疗：主要采用病因治疗，纠正偏歪的棘突和错位的关节，松弛肌肉韧带，及时解除肌肉痉挛，恢复脊柱内外平衡，以解除对血管神经的压迫，消除疼痛，使之恢复正常功能。

①前头痛：常为寰枕关节，治疗时，先在这些部位点按揉压，待肌肉松弛后，用拇指向反方向用力，推其错位的椎体和关节复位，以缓解对三叉神经等的刺激。

②侧头痛：常为颈1、颈2、颈3部病变引起。

③血管性头痛：呈跳痛或灼痛性质，沿紧张的斜角肌向上扪至横突附着处，即为错位关节所在，可感到明显的压痛。治疗必须纠正椎体的侧摆或滑脱式错位，能迅速消除此类头痛。椎间关节错位压迫椎动脉或颈动脉窦，有可能出现头昏、头晕、失眠、血压升高或降低等症状。

特效点穴：点按揉压百会、风池、天柱、肩井等穴，再配以合谷、内关、印堂、太阳、头维等穴。

## 药物治疗选择多

颈椎病的治疗过程中，药物治疗是一种不可忽视的手段。虽然颈椎病是一种退行性病变，药物遏制其发展的可能性极小，目前还没有治疗颈椎病的特效药物。一些药物的治疗属于对症治疗，可以使疼痛减轻，而不能从根本上解除病因，但通过药物减缓这种病理改变和疼痛等仍是十分必要的。

颈椎病的药物治疗应以综合治疗为主。凡能解除肌肉痉挛，使椎间隙增大，减少椎间盘压力，减轻对供应脑部血管的刺激及相对神经的压力，减轻炎性水肿等方法，都可以起到治疗作用。

### 1. 麻醉性镇痛药

这一类药物主要是针对神经根受到刺激引起的损伤性炎症，起到消炎镇痛的作用。

1）麻醉性镇痛药：通过阿片受体产生强烈的镇痛作用，连续使用易产生耐受性和成瘾性的药物称为麻醉性镇痛药。按其与阿片受体作用的关系分为阿片受体激动药、阿片受体激动－拮抗药和阿片受体拮抗药。

**吗啡**　通过激动体内阿片受体而产生强烈的镇痛作用，肌内注射后 15~30 分钟起效，45~90 分钟产生最大效应，镇痛作用时间为 4~6 小时。吗啡的剂型最多，除普通的片剂、胶囊和针剂外，还有控缓释片、高浓度口服液、栓剂等。吗啡的给药途径也很多，可经皮、口腔、鼻、胃肠道、直肠、静脉、肌肉和椎管内给药。婴儿、孕产妇、哺乳妇、严重肝功能不全者，以及慢性阻塞性肺气肿、支气管哮喘、肺源性心脏病、颅内高压、颅脑损伤患者禁用吗啡。吗啡的不良反应主要是呼吸抑制，对平滑肌的激动作用，成瘾性和耐受性等。

**哌替啶**　又名度冷丁，是人工合成的苯基哌啶类阿片样镇痛剂。哌替啶的作用机制与吗啡相同，其镇痛作用相当于吗啡的 1/10。哌替啶肌内注射给药 10 分钟起效，作用时间为 2~4 小时。哌替啶主要用于急性剧烈性疼痛、术后镇痛和癌性镇痛。在急性剧烈性疼痛的治疗方面，比吗啡常用，而用于术后和癌性镇痛上，其镇痛效果不如吗啡，故较少使用。成人每次 50~100 毫克。肌内注射或静脉注射常用于治疗急性剧烈性疼痛。哌替啶也可以通过椎管内给药治疗术后疼痛和癌痛。哌替啶的不良反应与吗啡基本相似，但程度轻于吗啡，常见头昏、头痛、恶心、呕吐、呼吸抑制和成瘾性。哌替啶对平滑肌的激动作用弱于吗啡，故很少引起便秘和尿潴留。纳洛酮亦可拮抗哌替啶的严重不良反应。婴儿、颅脑损伤、颅内高压、肺功能不全、严重肝功能障碍者禁用哌替啶。由于哌替啶对局部组织产生较强的刺激性，故不宜皮下注射。

**芬太尼**　为人工合成的苯基哌啶类麻醉性镇痛药，通过激动阿片受体产生镇痛作用。芬太尼属于强效麻醉性镇痛药，镇痛效力为吗啡的 80~100 倍。其药理特点是起效快，时效短，不良反应小。肌内注射 15 分钟起效，作用时间 1~2 小时。芬太尼在疼痛治疗中主要用于术后镇痛和癌性镇痛，常通过硬膜外腔或静脉连续给药，适合用镇痛泵进行患者自控镇痛。近年来推出的芬太尼透皮贴剂使用方便，镇痛效果确切，每片贴剂能提供持续 72 小时的镇痛作用，尤其适用于癌痛的治疗。芬太尼还有许多衍生物，如舒芬太尼、阿芬太尼和瑞芬太尼。这些新一代的芬太尼制剂具有镇痛效能更强，作用时间更短，清除率更快，对呼吸、循环和肝肾功能影响更小等特点，已在临床上广泛应用。

恶心、呕吐、呼吸抑制是芬太尼常见的不良反应，静脉注射过快时可引起患者胸壁肌僵直和心动过缓。此外，芬太尼尚有弱的成瘾性，应警惕。支气管哮喘、重症肌无力患者应禁用芬太尼。孕妇、心律失常患者应慎用。

2）解热镇痛抗炎药：这类药物的化学结构和抗炎作用机制与肾上腺皮质激素不同，又称为非甾体抗炎药（NSAIDs）。解热镇痛药与抗炎镇痛药又有区别，前者的特点是解热作用突出，后者则是抗炎作用较强。

NSAIDs 通过抑制环氧化酶（COX）产生药理作用，COX 催化花生四烯酸合成前列腺素。前列腺素参与内稳态作用多个环节。COX 有两种同工异构酶：COX-1 是结构酶，COX-2 是机体内出现炎症介质后诱导产生的。重要区别在于第 523 位氨基酸，COX-2 为分子量较小的缬氨酸，使高选择性的 COX-2 抑制剂可与该酶的分支侧通道结合。人们研制出可与 COX-2 酶活性位点结合，而不与 COX-1 柱状结合部位结合的药物。

NSAIDs 相关的毒副作用主要是由于 COX-1 抑制，而其治疗作用来自 COX-2 抑制。选择性抑制 COX-2 的药物具有镇痛和抗炎作用，而常见的 NSAIDs 相关的胃肠或肾脏毒副作用则较弱。由于血小板中只有 COX-1，所以 COX-2 抑制剂并不影响凝血功能。COX 两种同工异构酶在生理和病理方面存在一定的重叠性。虽然 NSAIDs 的肾毒性主要是由于对 COX-1 的抑制，但目前发现 COX-2 对肾脏内环境稳定有重要的生理作用。

高选择 COX-2 抑制剂不宜长期使用，但可用于手术后疼痛的治疗。除了镇痛作用，还能抑制细胞活素的产生，可能改善术后和创伤后的转归。COX-2 特异性抑制剂包括塞来昔布，罗非昔布，美洛昔康，氯诺昔康。在与传统 NSAIDs 镇痛消炎作用相似的情况下，COX-2 特异性抑制剂可使严重胃肠毒性反应的危险性降低 54%，消化道出血的危险性降低 62%。无胃肠外的剂型。

非甾体药物大多是以口服为主，长期服用很少出现依赖性或耐药性，所以在癌痛的治疗药物中占有十分重要的位置。作为第一阶梯镇痛的主打药物，它又常常是患者疼痛初起时首先服用的镇痛药；而在随后的病程延长和病情变化的过程中，伴随疼痛的加重进入第二或第三阶梯治痛时，也往往需要同时服用非甾体药物以增强镇痛效果。临床上常会伴随着一些不良反应的发生，如胃肠道的不良反应、肝肾功能障碍、潜在的出血倾向等，这些又都是影响患者服用非甾体镇痛药的重要因素。

还需要特别指出的一点是，非甾体药物的镇痛作用具有"封顶现象"，即这类药物镇痛剂量是有限的。也就是说，当一种药物的有效镇痛剂量增加至一定程度后，即便是再增加多少用药剂量，其镇痛效果并不能得到相应的增强，而不良反应和毒副作用却有明显的增加，临床上把这种情况也称之为"天花板效应"。这就提示我们在临床治痛过程中，当服用一种非甾体药物剂量达到最高限量后，镇痛效果并不理想时，不要再无限制地增加用药剂量，而应改用另一种药物镇痛，否则效果将适得其反；另外，也不要选用两种以上的非甾体药物同时使用，以减少不良反应和毒副作用的发生。

临床上还有一个非常有趣的现象是，当应用一种非甾体药物进行治痛无效时，更换另一种非甾体药物继续治痛则可能有效。因此，不要由于某种药物镇痛效果不理想，就轻易地舍弃其他非甾体药物。

**阿司匹林**　又名乙酰水杨酸，通过抑制体内前列腺素的合成而产生解热、镇痛、抗炎、抗风湿和抗血小板聚集作用。口服给药约 30 分钟起效，作用时间为 3~5 小时。

主要用于伴有炎症反应的慢性疼痛，如头痛、肌肉与骨骼疼痛、神经痛等。对于急性炎症性疼痛，能控制其炎症的渗出过程，改善炎症的症状，但不能改变疾病的进程，也不能预防肉芽组织及瘢痕的形成。同时也是治疗类风湿性关节炎的经典药物，能迅速消炎、镇痛，减轻或延缓关节损伤的发展。用于镇痛治疗时，成人每次剂量 0.3~1.0 克，每隔 3~4 小时一次，每日总量不超过 3.6 克；儿童 10~20 毫克 / 千克，每 6 小时一次。

不良反应较多，最常见的是胃肠道反应，可引起食欲不振、恶心、呕吐、消化道溃疡和出血等。对血液系统、肝肾功能亦有一定的影响，可抑制凝血酶原的合成，延长出血时间；能使转氨酶升高，肝细胞坏死以及造成肾功能的损害。此外，阿司匹林还可引起水杨酸反应和瑞氏综合征。

近年许多复合剂型，如阿司匹林精氨酸盐和阿司匹林赖氨酸盐，改变了阿司匹林传统的口服给药途径，通过肌肉或静脉给药，避免了胃肠道的刺激，且起效快、作用强，维持时间长，不良反应极小。赖氨匹林除可用于炎症性疼痛的治疗外，还可以用于手术后疼痛和癌性疼痛的治疗。

**对乙酰氨基酚**　也就是人们所熟知的扑热息痛。对解热镇痛十分有效。口服后在胃肠道迅速吸收，0.5~1 小时即可达到血药浓度高峰，其镇痛作用缓和而持久，强度略高于阿司匹林。与其他非甾体药不同的是，其抗炎作用较弱，而且几乎不对血小板产生凝集抑制作用，所以治疗剂量的对乙酰氨基酚不良反应较轻。该药不刺激胃黏膜，也可以用于对阿司匹林过敏者。对乙酰氨基酚主要用于各类轻度至中度的疼痛，也是与阿片类药物联合服用机会最多的药物，所以在疼痛治疗中是第一阶梯的首选药。常规用量为每次 500~1000 毫克，每 6~8 小时服用 1 次，每日总量不宜超过 4 克（即"封顶"剂量）。对有慢性酒精中毒或肝脏疾病患者则要慎用。

**吲哚美辛** 又称消炎痛，为人工合成的吲哚类抗炎镇痛药。吲哚美辛通过抑制体内前列腺素的合成而产生抗炎、抗风湿和解热镇痛作用。其抗炎作用比氢化可的松强 2 倍，口服吸收慢，1~4 小时血药浓度达峰值，作用时间为 2~3 小时。

吲哚美辛主要用于炎症性疼痛，如风湿性、类风湿性关节炎，肩周炎，滑囊炎，腱鞘炎等，也可用于其他疼痛性疾病的治疗，如头痛、肾绞痛、癌痛、痛经等。成人每次 25~30 毫克，一日 2~3 次，最好在饭后服用。吲哚美辛不良反应较大，尤其是消化道反应，可引起恶心、呕吐、消化不良、腹痛腹泻、溃疡穿孔、出血等；还可引起头痛、眩晕、困倦等中枢神经系统症状；对肝功能有一定的损害作用，能使转氨酶升高；还可以抑制造血系统，延长出血时间；此外，尚可引起水钠潴留以及产生过敏反应。活动性溃疡病、哮喘、癫痫、帕金森病、肝肾功能不全者禁用。高血压、心功能不全、有出血倾向者以及孕妇应慎用。

**布洛芬** 又名异丁苯丙酸，为苯丙酸类非甾体消炎镇痛药，与吲哚美辛一样，也是通过抑制前列腺素的合成而产生抗炎、抗风湿及解热镇痛作用。服药后 1~2 小时血药浓度达峰值，作用时间为 2 小时。

布洛芬主要用于炎症性疼痛的治疗，其他全身性疼痛也可使用，但用于治疗痛风时，只起消炎、镇痛作用，并不能纠正高尿酸血症。布洛芬成人用量为每次 200~400 毫克，一日 3~4 次，给药最大限量为每天 2.4 克。

布洛芬的不良反应比吲哚美辛少而轻，偶有消化道不适、皮疹、过敏反应等，严重者也可引起消化道溃疡、出血和穿孔。过敏体质者、孕妇、哺乳期妇女、哮喘患者应禁用。有消化道溃疡病史者，出血倾向者，心、肝、肾功能不全者应慎用。

**芬必得** 是布洛芬的缓释制剂，可有效抑制前列腺素合成酶的合成，从而产生解热、消炎、镇痛作用。芬必得进入体内后 2~3 小时血药浓度即达到峰值，血浆半衰期为 4~5 小时，血药浓度波动较小，能维持长达 12 小时的药效而无药物蓄积的趋向，故服药次数减少，早、晚各服 1 次即可。芬必得的剂量为每粒胶囊 300 毫克，每次 1~2 粒，每天早、晚各服一次。

芬必得适用于慢性疼痛性疾病的治疗，如头痛、肩周炎、腰腿痛、滑囊炎、腱鞘炎、类风湿性关节炎、骨关节炎等，也可作为癌痛三阶梯治疗用药。

芬必得的不良反应和禁忌证与布洛芬相同。

**双氯芬酸钠**　又称双氯灭痛，为苯丙酸类消炎镇痛药，其作用机制是通过抑制体内前列腺素的合成而产生显著的抗炎、抗风湿、解热和镇痛作用。其药理特点是药效强，为吲哚美辛的 2~2.5 倍，不良反应轻，剂量小，个体差异小。口服给药后 1~4 小时血药浓度达峰值，作用时间为 1~2 小时。

双氯芬酸钠主要用于关节炎性疼痛，如风湿性、类风湿性关节炎、强直性脊柱炎、骨关节炎、脊椎关节炎等各种炎症所致的发热和疼痛。成人用量为每次 25 毫克，一日 3 次；肌内注射为每次 75 毫克，一日 1 次。

双氯芬酸钠的剂型较多，有胶囊、肠溶衣片、栓剂、针剂和乳胶剂等，各种剂型均有良好的镇痛效果。

双氯芬酸钠不良反应较多，但反应较轻，偶见消化道不适，皮疹、头晕、头痛等，禁忌证与吲哚美辛相同。

**奥湿克**　主要成分为双氯芬酸钠，不同之处是加入了胃肠道黏膜保护剂——米索前列醇。奥湿克为复合型肠溶衣片，每片内层含双氯芬酸钠 50 毫克，外层含米索前列醇 200 克。达到有效保护胃黏膜的作用，免除了双氯芬酸钠对胃肠道的损害。奥湿克是目前唯一适用于有胃肠道损伤高危险因素患者的非甾体抗炎镇痛药。除用于各种炎症性疼痛之外，尤其适用于合并有胃肠道不适的疼痛患者使用。成人每次服 1 片，一日 2~3 次。

由于米索前列醇可引起子宫平滑肌的收缩，故孕妇、临产妇禁用。其他不良反应和禁忌证与双氯芬酸钠相同。

**罗非昔布**　商品名为万络。其最大优点是对胃肠道的安全性大大增加，对血小板的凝集影响也相对较弱。临床多用于合并骨转移所导致的骨痛，疗效明显。常用剂量为 12.5~25 毫克 / 次，每天 1 次。服用过程中可能与其他非甾体类药物有交叉性过敏反应，同时要注意对肝肾功能可能导致的直接或间接性损害。

**塞来昔布** 商品名西乐葆。这也是一种新型选择性 COX-2 抑制镇痛药，基本不影响胃肠道、血小板以及肾脏功能。口服后吸收迅速，治疗癌性骨痛效果良好。每 12 小时服用 200~400 毫克，每日用量不宜超过 800 毫克。本品系进口药，价格较贵，可作为常规非甾体药物的替代药选用。禁忌证：对其他非甾体抗炎药和对磺胺类药过敏者。

3）弱阿片类镇痛药：这是一组以可待因为典型代表的阿片类药物，主要用于对中等程度疼痛或部分重度疼痛的治疗，是第二阶梯镇痛的主打药品。

药理作用：阿片类药物是指任何天然的或人工合成的、对机体能够产生类似吗啡效应的一大类药物。依据其临床治痛强度，又分为弱阿片和强阿片两类镇痛药。但无论是弱阿片类还是强阿片类镇痛药，其药理作用和药代动力学基础都是一样的。其镇痛机制均是源于对中枢神经系统以及痛觉传出和传入神经的作用，而不像非甾体镇痛药那样是作用于机体外周的疼痛部位。因此，这类镇痛药的镇痛强度均较非阿片类镇痛药要大得多，这也正是把它们定位于第二或第三阶梯用药的原因所在。

使用方法和注意事项：弱阿片类药物在治疗癌痛时也基本都是采用口服，而且价格低廉、用法方便。它也与强阿片类镇痛药一样，临床上的个体需要量差异较大，个体化剂量无"天花板效应"，可根据个体镇痛需要逐渐增加剂量。其不良反应也是所有阿片类药物都具有的不耐受性，即恶心、呕吐、便秘、头晕、出汗、尿潴留等。除便秘和尿潴留外，其他不良反应随时间的延长可逐渐减轻，甚至消失。由于这类药物镇痛强度较阿片类药物为弱，其毒副作用也较强阿片类相对为轻。临床上与非阿片类镇痛药配伍使用，同样可以起到很好的协同作用，大大提高治痛效果。

**可待因** 是阿片中的天然成分，其镇痛强度仅为吗啡的 1/12。本品口服吸收较好，生物利用度在 40% 以上，其镇痛作用主要是通过在体内部分生物转化成吗啡而产生。临床上通常采用每 4~6 小时给予 30~60 毫克，一般对中度到重度疼痛都可收到较好的治疗效果。本品尤其适合于疼痛合并咳嗽的患者，服药后既可镇痛又能止咳。若与非甾体类药物联合使用，治痛效果更佳。服用可待因的不良反应与吗啡大同小异，但较吗啡为轻，也很少有呼吸抑制的发生。

**强痛定** 学名盐酸布桂嗪，是一种人工合成具有弱阿片类药物性质和强度的速效中度镇痛药，其镇痛强度为吗啡的 1/3，比一般非甾体类药物（如阿司匹林、氨基比林）强 4~20 倍。本品对皮肤黏膜和四肢骨关节的疼痛抑制作用尤其明显，但对内脏器官的镇痛效果较差。每次口服 30~60 毫克，30 分钟内即可起效，治痛效果可维持 3~6 小时。与吗啡相比，强痛定虽不易成瘾，但可有不同程度的耐受性。该药被药监部门列入特殊管理的一类精神类药品，因此必须按照国家有关管理条例的规定使用，杜绝乱用或滥用。

**曲马多**　商品名为舒敏，曲马多为人工合成的非阿片类中枢性镇痛药，其镇痛作用机制与阿片类药不完全相同，故列为非麻醉性镇痛药。具有独特的双重镇痛机制，即兼有弱阿片和非阿片两种性质。弱阿片机制是指曲马多为阿片受体的完全激动剂，但亲和力低，仅为吗啡的 1/6000。非阿片机制则是指其具有通过调节神经递质（去甲肾上腺素和 5-羟色胺）的释放和吸收，从而增强中枢神经系统对疼痛的下行传导抑制作用。曲马多的镇痛作用较弱，镇痛效价为吗啡的 1/10，但镇痛作用时间长，其特点是治疗量不抑制呼吸，不影响心血管系统，也无导致平滑肌痉挛的作用，不会引起便秘及排尿困难。曲马多起效迅速，口服 20~30 分钟起效，30~45 分钟达峰值，作用时间为 4~5 小时。

主要用于中等程度的各种急性疼痛及手术后疼痛，剂型有胶囊、针剂、滴剂、栓剂以及缓释片剂；成人每次 50~100 毫克，每天 2 次或 3 次，一日用量不应超过 400 毫克。对呼吸抑制作用弱，尤其适用于老年人和婴幼儿的镇痛；此外，曲马多也可以作为癌痛三阶梯治疗方案的药物。

消化道不适、眩晕、疲倦是曲马多常见的不良反应。曲马多与作用于中枢神经系统药物（镇静药、催眠药）合用，有增效作用。

对酒精、安眠药、镇痛药或精神药物所引起的急性药物中毒者，禁用曲马多。肝肾功能不全、心脏病患者、孕妇、哺乳妇女应慎用。曲马多和芬太尼一样，潜在一定程度的耐药性和成瘾性，长期使用时应注意。如果出现呼吸抑制，可用纳洛酮拮抗。

## 2. 肌肉松弛的药物

该类药物可以松弛肌肉，因而能使肌肉的痉挛得到缓解，解除了对脊髓、神经、血管的刺激。

**盐酸乙哌立松**　是常用的肌肉松弛药物，片剂。

适应证:肩关节周围炎,颈椎病,脑外伤,脊髓血管畸形,颈背肩臀综合征,肩周炎,腰痛症。

用法用量:饭后口服。通常成人一次 1 片,一日 3 次。或遵医嘱。

不良反应:在总病例 12315 例中有 416 例（3.38%）的报告。

1）严重的不良反应（发生率不明）:有可能发生休克现象,故应注意观察,当出现异常症状时,应停止用药,并采取适当措施。

2）其他不良反应:① 肝脏:谷草转氨酶（GOT）、谷丙转氨酶（GPT）、Al-P 等的上升（<0.1%）。② 肾脏:尿蛋白、血尿素氮（BUN）的上升等（0.1%）。③ 血液:贫血（0.1%）;④ 泌尿道:尿潴留、尿失禁、残尿感（0.1%）;⑤ 四肢僵硬、四肢颤动（0.1%）;口腔炎、腹胀感（<0.1%）。肌紧张减退、头晕（0.1%）;出汗、浮肿（<0.1%）。

当出现这些症状时,应密切观察患者,必要时应停止治疗并采取适当措施。

禁忌证:严重肝肾功能障碍者,休克患者、哺乳期妇女禁用。

注意事项:下列患者需慎重给药:①有药物过敏史的患者;②肝功能障碍者,有时会使肝功能恶化。注意服用本剂时,有时会出现四肢无力、站立不稳、困倦等症状。当出现这些症状时,应减少用量或停止用药。用药期间,应注意不宜从事驾驶车辆等有危险性的机械操作。

## 3. 抗抑郁、抗惊厥、神经安定药

1）抗抑郁药:是指具有提高情绪、增强活力作用的药物。用于伴有抑郁的慢性疼痛患者。镇痛作用主要是通过改变中枢神经系统递质功能而实现。

抗抑郁药分为:三环类抗抑郁药（阿米替林）、去甲肾上腺素再摄取抑制药、非典型抗抑郁药、单胺氧化酶（MAO）抑制药、5- 羟色胺（5-HT）再摄取抑制药（氟西汀）。

三环类抗抑郁药　低位背痛、风湿性关节炎。

丙咪嗪　用于风湿和类风湿关节炎。

阿米替林　用于偏头痛、糖尿病神经痛、带状疱疹后神经痛和紧张性头痛。

抗抑郁药不良反应:抗胆碱效应——口干、扩瞳、便秘、排尿困难等,多汗、无力、头晕、体位性低血压。

禁忌证:前列腺肥大、青光眼患者禁用。

2）抗惊厥药（AED）：常用抗惊厥的药物有：卡马西平（carbamazepine）、拉莫三嗪（lamotrigine）、加巴喷丁（gabapentin）。抗惊厥药是用于治疗神经病理性疼痛较常用药物。可单用于不能耐受抗抑郁药治疗的患者。

卡马西平（carbamazepine）　用于外周神经痛，如三叉神经痛、多发性硬化、糖尿病周围神经痛、带状疱疹后神经痛。

剂型：100毫克／片。

用法：成人起始量每次100毫克，2次／日，可递增至每次300~400毫克，3次／日。

不良反应：中枢神经系统反应——视力模糊，复视、眼球震颤、头晕、乏力、恶心、呕吐、皮疹、荨麻疹、甲状腺功能减退，骨髓抑制，肝功能异常。

拉莫三嗪（lamotrigine）　治疗神经病理性疼痛，对三叉神经痛及糖尿病引起的神经痛有较好疗效。

用法：50~400毫克／日。

不良反应：头晕、嗜睡、便秘和恶心。

加巴喷丁（gabapentin）　是治疗神经病理性疼痛的一线药物。疗效佳，耐受性好，不良反应少。

剂型：100毫克／片，300毫克／片。

治疗剂量：900~3600毫克／日。

不良反应：镇静作用、嗜睡及运动失调。

3）神经安定药（Neuroleptic）：吩噻嗪类（氯丙嗪、异丙嗪）、硫杂蒽类、丁酰苯类（氟哌利多）。对于有精神症状的急慢性疼痛有良好的镇痛作用，对多种疾病和外伤所致神经病理性痛和癌痛有显著缓解作用。对精神性疾病引起的疼痛效果最好。

不良反应：中枢抑制症状、M-受体、α-受体阻断症状及锥体外系反应，少数出现皮疹和肝损害。

禁忌证：有癫痫史、昏迷及严重肝功能损害者禁用。

## 4. 甾体类消炎药物 - 糖皮质激素

### （1）生理作用

1）对糖代谢的影响：促进糖异生，对抗胰岛素，减少外周组织对糖的利用；糖耐量减退。

2）对蛋白质代谢的影响：肝脏对氨基酸的摄取增加，外周组织对氨基酸的摄取减少——抑制蛋白质合成，促使蛋白质分解，形成负氮平衡。增加尿钙排泄致低蛋白血症、皮肤变薄、肌肉萎缩、儿童生长发育障碍、骨质疏松。

3）对脂肪代谢的影响：动员脂库中脂肪分解。阻碍脂肪细胞摄取葡萄糖，抑制脂肪合成，血糖升高，兴奋胰岛素分泌，促进机体某些部位的脂肪合成；脂肪异常分布，产生皮质醇增多症的体态。

4）对水盐代谢的影响：增加肾血流量和滤过率，对抗醛固酮和抗利尿激素——利尿作用；化学结构与醛固酮有类似，因而有部分盐皮质激素的潴钠排钾作用，造成高血压、低血钾。

5）对心血管系统的影响：提高心肌收缩功能，加速传导系统作用，抑制传导组织的炎性反应，增加小血管对儿茶酚胺的敏感性——改善微循环。大剂量、长时间应用使心肌发生退行性变和损害，久用后使心肌收缩力下降。

6）对消化系统的影响：增加胃蛋白酶分泌，抑制成纤维细胞活力和黏液分泌，致胃、十二指肠溃疡，甚至出血、穿孔。

7）对血液系统的影响：延长红细胞寿命，抑制红细胞被吞噬；刺激骨髓造血，使中性粒细胞数量增加；活跃巨核细胞，使血小板增高；抑制骨髓嗜酸性粒细胞释放；抑制淋巴组织增生并溶解淋巴细胞，淋巴组织萎缩。

8）对内分泌系统的影响：对下丘脑-垂体有抑制（负反馈）作用，促肾上腺皮质素释放素（CRH）和促肾上腺皮质素（ACTH）减少，肾上腺皮质分泌下降使肾上腺皮质萎缩，应激状态时易发生肾上腺危象。

9）对中枢神经系统的影响：阻止内源性致热原——对体温调节中枢的作用；使颅内血管通透性降低——利于降低脑脊液压力和减轻脑水肿；海马、杏仁核和大脑有激素的特异受体，增强中枢神经系统的兴奋性，产生兴奋、欣快、多食、肥胖、失眠甚至精神症状。

10）对皮肤的影响：皮肤创面不愈合、痤疮、毛囊炎、皮肤变薄。

**（2）药理作用**

1）抗炎作用：增加血管张力，降低毛细血管的通透性；稳定溶酶体膜；抑制炎症过程中的酶系统；抑制中性粒细胞、单核细胞、巨噬细胞向炎症部位聚集；抑制磷脂酶 $A_2$ 的活性；抑制炎症细胞的合成；抑制细胞因子的产生。

2）抗免疫作用：抑制巨噬细胞的吞噬作用；破坏参与免疫反应的淋巴细胞；减少免疫球蛋白的合成；抑制补体的活性，抑制变态反应；延缓肥大细胞组胺的合成及储量；抑制组胺、慢反应物质的释放；抑制白介素的合成与释放。

3）抗内毒素作用：不直接拮抗或破坏细菌内毒素，通过其促代谢作用改善机体的内环境，迅速使毒血症症状缓解。

4）抗休克作用：抗炎、抗免疫和缓解毒血症的作用；减少心肌抑制因子（MDF）的产生；缓解内脏小动脉痉挛；抑制血小板聚集；改善微循环，防止微血栓形成等；可用于各种休克的治疗。

### （3）药代动力学

1）吸收：口服及注射均可吸收。可由皮肤、眼结膜等局部吸收。

可的松与氢化可的松吸收快而完全，1~2 小时血药浓度可达高峰，一次服药作用可维持 8~12 小时。注射时水溶剂吸收快，混悬剂吸收慢。

2）代谢：通过肝脏代谢，经还原反应，再与葡萄糖醛酸结合，由肾排出。人工合成的糖皮质激素（GCS）因 C1-2 位上有双键，不易被还原，活性较强，半衰期较长。可的松与泼尼松在肝脏内分别转化为氢化可的松和泼尼松龙而生效，故严重肝功能不全的患者只宜应用氢化可的松或泼尼松龙。

3）分布和排泄

分布：分布广泛，其靶细胞分布在肝、骨骼肌、肺、心、肾、胃和平滑肌等处。

排泄：大部分从尿中排出，90% 以上在 48 小时内出现于尿中，少数可经肠道排泄。

GCS 的调节：GCS 的分泌通过丘脑-垂体-肾上腺皮质轴（HPA 轴）控制。24 小时的生物节律，凌晨血浆浓度高，到傍晚时该水平只剩 1/4。

a. 糖皮质激素每日给药时间：考虑到肾上腺皮质激素的分泌有生理节律，在早晨达到峰值，因此应在每日上午 10：00 左右给药，对 HPA 轴的抑制作用达到最低。

b. 糖皮质激素应用时间与强度：剂量周期的选择应当考虑糖皮质激素的强度，通常情况下剂量选择时需要考虑对 HPA 轴的抑制作用。

c. 药物的相互作用：抗惊厥药物和利福平可促进皮质激素类药物的代谢，

从而降低其疗效。同时使用皮质激素类药物与排钾利尿剂可加重低钾血症。同时使用皮质激素类药物与强心苷有增加与低钾血症有关的心律失常或洋地黄中毒的可能。皮质激素类药物可促进两性霉素 B 所致的钾流失。

**（4）不良反应**

1）长期大量应用可引起

a. 类肾上腺皮质功能亢进综合征（医源性 Cushing 综合征）：糖皮质激素过量所致物质代谢与水盐代谢紊乱。

表现有：满月脸、水牛背、痤疮、水肿、低血钾、高血压、糖尿病，停药后上述不良反应自行消失，数月恢复正常。

必要时可给予对症治疗，注意补钾。在饮食方面采用低盐、低糖、高蛋白饮食。

b. 诱发或加重感染：糖皮质激素抑制机体防御功能，长期应用常可诱发感染或使感染灶扩散。如诱发泌尿系统感染，使原有结核灶扩散，恶化等。

c. 消化系统并发症：用糖皮质激素刺激胃酸及胃蛋白酶的分泌，抑制胃黏液分泌，降低胃黏膜的抵抗力，增加儿茶酚胺的缩血管作用而使胃循环障碍，诱发或加剧胃、十二指肠溃疡、消化道出血或穿孔，较少数患者可诱发胰腺炎或脂肪肝。

d. 心血管系统并发症：长期应用可引起高血压和动脉粥样硬化。

e. 蛋白质钙磷代谢紊乱引起的并发症：因糖皮质激素促进蛋白质分解，抑制其合成及增加钙磷排泄，可致骨质疏松、肌肉萎缩；糖皮质激素抑制成纤维细胞代谢，阻碍肉芽组织形成，延迟伤口愈合；糖皮质激素抑制生长因子分泌，可影响生长发育。

f. 眼部并发症：糖皮质激素使眼前房角小梁网状结构的胶原囊肿胀，房水流通受阻，可使眼内压升高，以及引起白内障等。

g. 其他：如精神失常，偶可致畸胎。

h. 长期全身或硬膜外应用糖皮质激素可导致难治的硬膜外脂质沉着。

2）停药反应

a. 医源性肾上腺皮质功能不全（肾上腺危象）：长期使用糖皮质激素，反馈引起下丘脑促肾上腺皮质激素释放激素 CRF 和垂体前叶肾上腺皮质激素 ACTH 分泌减少，肾上腺皮质萎缩，减量过快或突然停药可引起医源性肾上腺皮质功能不全。

少数患者停药后遇到严重应激情况（严重感染、创伤、出血等），可发生肾上腺危象，表现为恶心呕吐、低血压、休克、低血糖、肌无力等，须及时抢救。

b. 反跳现象：突然停药或减量过快，原有症状可迅速出现或加重。与患者对糖皮质激素产生依赖或病情尚未完全控制有关。

c. 成瘾反应：减量太快或突然停药可引起，表现为疲乏不适，情绪消沉，有恐惧感和症状复发感，与患者精神和生理依赖有关。治疗宜再用糖皮质激素，同时向患者解释，减除其对日后减量或停药的顾虑。

正确选择适应证：明确病因病理，准确选择适应证，是最大限度发挥糖皮质激素的治疗作用，最大限度避免不良反应的关键。

临床应用糖皮质激素的注意事项：

1）细致观察，全面分析。在全面掌握此类药物作用特点和不良反应的基础上，根据患者的体质和疾病的具体情况，正确选择适应证，当适应证与禁忌证并存时，应权衡利弊慎重决定；合理选择药物的剂型及给药途径，以提高疗效，减轻不良反应；剂量与疗程应因患者而异，强调糖皮质激素应用的个体化；根据患者病情的变化，药物的实际疗效与出现的不良反应而随时调整剂量。

2）在给药方法上应考虑到皮质激素分泌的昼夜节律性，进一步减少不良反应；联合用药时，应详尽了解各药物成分之间的相互作用；酯类混悬剂均有一定的组织刺激性，局部用药后 1~2 天内可有疼痛加重，应事先告诉患者；局部注射糖皮质激素必须熟知操作部位的解剖结构，认真确定穿刺位置及深度，细心观察，防止各种并发症的产生。

3）应用糖皮质激素的目标无论是抗炎抗毒素还是镇痛，关键的一点是，不管其疗效如何显著，糖皮质激素都是辅助治疗药物；甾体类药物不能与非甾体类抗炎药物混合应用。

4）排除慢性感染／机会感染的可能，使用前进行胸片 X 光的检查以及结核菌素皮试；进行糖耐量的检测，检测空腹血糖是否足够完成治疗，进行定期血糖监测，尤其长期治疗前要考虑这个问题；考虑骨质疏松相关疾病的风险，如果有可能，进行骨矿物质密度的检测；骨质疏松高危人群尤为注意，可采取预防性的措施。

5）患者有严重的胃肠道溃疡性疾病时应当谨慎，严重者可考虑大便潜血试验和平均细胞容积全血计数；严重的高血压、心脏病应当注意；可评价外周水肿的情况以及全身体检；注意有精神病史的患者使用时需要谨慎。

常用的糖皮质激素药物：

**地塞米松（dexamethasone）** 为长效类糖皮质激素。

用途：用于炎症性疼痛，如关节炎、软组织炎、免疫性疼痛和创伤性疼痛。

用法：局部注射、关节腔、硬外腔、骶管给药。每次 2~5 毫克，2~3 日一次。

**甲泼尼松龙（methylprednisolone）** 又名甲基强的松龙。为人工合成的中效类糖皮质激素。

用途：治疗慢性疼痛性疾病，如各种关节炎。

用法：局部 / 关节腔内注射，每次 10~40 毫克。

不良反应：高血压、骨质疏松、胃十二指肠出血、水钠潴留、溃疡病、精神病。

禁忌证：肾上腺皮质功能亢进、肝功能不全，高血压、糖尿病严重感染等。

**复方倍他米松（得宝松）** 是长效激素，由一种高溶解性和一种低溶解性的倍他米松酯类构成的复合剂。

用途：抗炎、抗风湿和抗过敏。治疗糖皮质激素敏感的各种急慢性疼痛性疾病。

用法：大关节内注射 1~2 毫升；中等关节内注射 0.5~1.0 毫升；小关节内注射 0.25~0.50 毫升；不能用于静脉、皮下注射、蛛网膜下隙注射。

**泼尼松龙（prednisone）** 又名强的松龙，为人工合成的中效糖皮质激素。

用途：炎症性疼痛和免疫性疼痛，如各种关节炎、结缔组织炎、风湿和类风湿性关节炎。

用法：每次 5~50 毫克。关节腔注射。

不良反应和禁忌证与甲泼尼松龙相同。

**曲安奈德（triamcinolone acetonide）** 又名曲安缩松、康宁克通-A，为超长效的糖皮质激素，抗过敏和抗炎作用强而持久。

用途：用于慢性、顽固性疼痛的治疗。如腰腿痛、风湿性和类风湿性关节炎，腱鞘炎。

用量：每次 20~40 毫克。可局部、关节腔注射，每 2~3 周一次。

不良反应：与地塞米松相同之外，可出现荨麻疹，支气管痉挛，月经紊乱，视力障碍，病毒性、结核性或化脓性眼病患者禁用。

## 5. 改善脑部血流供应的药物

曲克芦丁片　每次 0.2 克，每天 3 次，口服。

曲克芦丁注射液　0.4 克，每天 1 次，静脉滴注。

尼莫地平片　每次 30 毫克，每天 3 次，口服。

尼莫地平注射液　10 毫克，每天 1 次，静脉滴注。

尼麦角林片　每次 10 毫克，每天 3 次，口服。

尼麦角林注射液　4 毫克，每天 1 次，静脉滴注。

## 6. 神经营养药

这是对任何一种类型的颈椎病都有治疗意义的药物。常见的药物有维生素 $B_1$ 片，每次 10 毫克，每天 3 次，以及甲钴胺。

碱性成纤维生长因子　该药可激活受损部位受抑细胞活力，促进神经细胞分化，诱导轴突生长，丰富神经分布，支持神经存活生长，延续神经细胞的死亡，促进与外周神经联系的成肌纤维细胞的生长增殖及正常生理活动，增强神经–肌肉的活动能力。

用法：以生理盐水或注射用水溶解后使用。

1）肌内注射，每日一次，每次 1600~4000 单位，2~4 周为 1 个疗程。

2）穴位注射，局部取阳白、太阳、四白、颊车、承浆等穴，每次 1600 单位，2~3 穴 / 次，2 日 1 次。

脑神经生长素注射液　本药改善脑组织的血液循环，使脑和神经系统的营养得到充分的供应。促进体内神经介质的转化、摄取和释放，直接补充神经介质和介质前体，缩短神经反射的时间，改善神经反射。保护神经免受化学毒物和病毒感染的侵害。

用法：

1）肌内注射，每次 1~2 支（2~4 毫升），每日 1~2 次，每月 1 个疗程。

2）穴位注射，每次 1~2 支（2~4 毫升），每日 1~2 次，每月 1 个疗程。

甲钴胺注射剂（methycoballajection）　本药能抑制变性神经的过程，在压迫豚鼠面部神经，造成面部神经麻痹的模型实验中，通过神经再生过程的闭锁反射，诱发肌电图及组织学研究，证明本药具有与糖皮质激素同样的恢复麻痹效果。

用法：成人 1 日 1 次，每次 1 安瓿（含钴酰胺 500 微克），一周 3 次，肌内注射或静脉滴注，可按年龄、症状酌情增减。

维生素 B 族

维生素 $B_1$ 每次 10~30 毫克，每日 3 次，口服。

维生素 $B_{12}$ 每次 0.025 毫克，每日 3 次，口服。

## 7. 活血、通络、镇痛的中药

如当归、桂枝、红花、接骨木、路路通、川羌活各 50 克，五加皮、虎杖根、络石藤各 100 克，放在布袋内用蒸笼蒸，待水烧开 15 分钟后取出来，置于颈部热敷 30 分钟。

## 8. 外用剂型的药物

对颈痛、僵硬等有一定疗效。比如波菲待液体药膜（布洛芬的外用剂型）、双氯芬酸二乙胺乳膏剂（扶他林乳膏）等，每天涂抹患处 3~5 次，可以起到消炎镇痛作用。常用的膏剂有奇正消痛贴，中药离子导入有正清风痛宁。

奇正消痛贴膏

成分：独一味、棘豆、姜黄、花椒、水牛角、水柏枝。

性状：本品为附在胶布上的药芯袋，内容物为黄色至黄褐色的粉末；具特殊香气。

功能主治：本品活血化瘀，消肿镇痛。本品用于急慢性扭挫伤，跌打瘀痛，骨质增生，风湿及类风湿疼痛，落枕，肩周炎，腰肌劳损和陈旧性伤痛。

注意事项：

1）皮肤破伤处不宜使用。

2）皮肤过敏者停用。

3）孕妇慎用。小儿、年老患者应在医师指导下使用。

4）对本品过敏者禁用，过敏体质者慎用。

5）本品性状发生改变时禁止使用。

正清风痛宁注射液

方剂组成：盐酸青藤碱。

功能主治：祛风除湿、活血通络，消肿镇痛，用于风寒湿痹证，症见肌肉酸痛、关节肿胀，疼痛，屈伸不利，麻木僵硬及风湿与类风湿性关节有上述症状者。

用法用量：肌内注射，一次 1~2 毫升，一日 2 次，或遵医嘱。

注意事项：

1）孕妇或哺乳期妇女慎用。

2）既往有药物过敏史者、过敏性哮喘或低血压患者慎用。

3）首次注射剂量为 25 毫克（1 毫升），且务必要在医院内使用。

4）首次注射完成后嘱患者观察 10 分钟，无特殊不适方可离去。

药理作用：本品能显著降低 5-HT 引起的血管通透性增加，对角叉菜所致大鼠足趾肿胀及甲醛型和蛋清型关节炎均有明显的消退作用。对电刺激法、热板法、光热刺激法及醋酸扭体法所致小鼠疼痛反应均有镇痛效应。能抑制机体非特异性免疫、细胞免疫、体液免疫及迟发型超敏反应。

用药禁忌：少数患者出现皮肤瘙痒，停药后可自行消失，严重者给予抗组胺药对症处理；个别患者可能出现过敏反应，宜对症处理；支气管哮喘患者禁用。

**活血化瘀药**　活血化瘀类药物具有扩血管、改善微循环、调节机体代谢、促进组织恢复及抗炎等作用。还通过活血化瘀、理气镇痛，改善病变组织的微循环，促进病变组织吸收，减轻突出物压迫神经而造成的无菌性炎症反应，降低了疼痛的发生，疗效较满意。

活血化瘀药临床上常用的有丹参注射液、川芎嗪注射液、红花注射液、丹参川芎嗪注射液。

**丹参注射液**

成分：丹参。

药理作用：扩张冠脉，增加冠脉血流量，改善心肌缺血，促进心肌缺血或损伤的恢复，缩小心肌梗死范围；提高机体耐缺氧能力，对缺氧心肌有保护作用；改善微循环，促进血液流速；扩张血管，降低血压。改善血液流速，降低血液黏度，抑制血小板的凝血功能，激活纤溶，对抗血栓形成。保护红细胞膜。调节血脂，抑制动脉粥样硬化斑块的形成。保护肝细胞损伤，促进肝细胞再生，有抗肝纤维化作用。促进骨折和皮肤切口的愈合。保护胃黏膜、抗胃溃疡。对中枢神经有镇静和镇痛作用。具有改善肾功能、保护缺血性肾损伤的作用。具有抗炎、抗过敏的作用。对金黄色葡萄球菌、多种杆菌、某些癣菌以及钩端螺旋体等有不同程度的抑制作用。

适应证：活血化瘀，通脉养心。用于冠心病性胸闷、心绞痛。

用法用量：肌内注射，一次 2~4 毫升，一日 1~2 次；静脉注射，一次 4 毫升用 50% 葡萄糖注射液 20 毫升稀释后使用，一日 1~2 次；静脉滴注，一次 10~20 毫升用 5% 葡萄糖注射液 100~500 毫升稀释后使用，一日 1 次。

禁忌证：对本品有过敏或严重不良反应病史者禁用。

不良反应：偶见过敏反应。

川芎嗪注射液

成分：盐酸川芎嗪。

药理作用：川芎嗪能扩张冠状动脉，增加冠状动脉血流量，改善心肌的血氧供应，并降低心肌的耗氧量；川芎嗪可扩张脑血管，降低血管阻力，显著增加脑及肢体血流量，改善微循环；降低血小板表面活性，抑制血小板凝集，预防血栓的形成；其所含的主要成分是一种吡嗪类生物碱，小剂量促进，大剂量抑制子宫平滑肌；水煎剂对动物中枢神经系统有镇静作用，并有明显而持久的降压作用；可加速骨折局部血肿的吸收，促进骨痂形成；有抗维生素 E 缺乏作用；能抑制多种杆菌；有抗组织胺和利胆作用。

适应证：用于闭塞性脑血管疾病如脑供血不全、脑血栓形成、脑栓塞及其他缺血性血管疾病，如冠心病、脉管炎等。

用法用量：静脉滴注，缺血性脑血管病急性期及其他缺血性血管疾病，以本品注射 40~80 毫克（1~2 支），稀释于 5% 葡萄糖注射液或氯化钠注射液 250~500 毫升中静脉滴注。速度不宜过快，一日 1 次，10 日为 1 个疗程。

禁忌证：脑出血及有出血倾向的患者忌用，对本品过敏者禁用。

不良反应：偶有口干、瞌睡等。

注意事项：脑水肿患者慎用，不适于肌内注射。静脉滴注速度不宜过快。

红花注射液

成分：红花。

适应证：活血化瘀。用于治疗闭塞性脑血管疾病、冠心病、脉管炎。

功能主治：活血化瘀，消肿镇痛。主要用于治疗外伤，闭塞性脑血管疾病，冠心病，心肌梗死、脉管炎；对高脂血症、糖尿病并发症、月经不调、类风湿关节炎等有辅助治疗作用。对抗凝血，抑制血栓形成，明显改善血液流速。对缺血再灌注（心脏、肝脏、肾脏）的保护作用。抑制血管内皮细胞过度增殖，稳定血管内膜，治疗血管增殖性疾病。

用法用量：治疗闭塞性脑血管疾病：静脉滴注，一次 15 毫升，用 10% 葡萄糖注射液 250~500 毫升稀释后应用，一日 1 次。15~20 次为一个疗程。

禁忌证：孕妇禁用。过敏体质人群（如药物过敏、花粉过敏、日光过敏、海鲜等食物过敏）慎用。

注意事项：个别患者首次用药时可见寒战，有发热感，所以首次用量酌减，慢速滴注。本品为中药注射剂，保存不当可能影响产品质量。使用前必须对光检查，发现药液混浊、沉淀、变色、漏气或瓶身细微破裂者均不能使用。

### 丹参川芎嗪注射液

成分：丹参、盐酸川芎嗪。

辅料：甘油、注射用水。

药理作用：有抗血小板聚集，扩张冠状动脉，降低血液黏度，加速红细胞的流速，改善微循环，并具有抗心肌缺血和心肌梗死的作用。

药代动力学：主要成分丹参素和盐酸川芎嗪，静脉滴注后药物在体内吸收完全，分布广泛，主要分布于心、脑、肺、肝、胆、脾、小肠和肾脏等器官，其中以心、脑、肺、肝等血流丰富的组织器官药物浓度最高，能快速透过血脑屏障，在脑组织中持久存在。药物清除快，主要经生物转化清除，绝大部分经肾脏从尿液排出，极少许从粪便排出。当机体处于病理状态时可使体内分布速度及总清除率显著减少，半衰期延长，生物利用度明显增强。

适应证：用于闭塞性脑血管疾病，如脑供血不足，脑血栓形成，脑栓塞及其他缺血性心血管疾病，如冠心病的胸闷、心绞痛、心肌梗死、缺血性卒中、血栓闭塞性脉管炎等。

用法用量：静脉滴注，用 5%~10% 葡萄糖注射液或生理盐水 250~500 毫升稀释，每次 5~10 毫升。

禁忌证：脑出血及有出血倾向的患者忌用。

不良反应：偶见有皮疹。

相互作用：不宜与碱性注射剂一起配伍。

### 9. 减缓颈椎病、骨质增生的药物

**硫酸软骨素 A** 又名康德灵，为一酸性黏多糖。该药能改善血液循环，促进新陈代谢，扩张末梢血管，并通过抑制胆碱酸的酸性化来调节血液的胶体状态，对软骨病变的修复和早期骨刺的吸收有积极作用。该药为动物结缔组织和软骨制品，对胃肠道无刺激作用。它除了可有效治疗颈椎病外，对其他各种骨关节退行性改变均有较好的疗效。硫酸软骨素 A 为口服片剂，每片含硫酸软骨素 A 0.12 克，每日 3 次，每次 8~10 片，连续服用 1 个月。

**复方软骨素片** 又名复方康德灵，在硫酸软骨素 A 的基础上添加了制附子、白芍、甘草等有助于活血化瘀的药物。

**丹参片（包括复方丹参片）** 有促使细小血管扩张、促进组织修复及抗炎作用，有利于颈椎病的减缓、好转。一般与硫酸软骨素 A 合用。每日 3 次，每次 2~3 片；与硫酸软骨素 A 合用时，30~40 日为 1 个疗程。

**维生素 E** 通过其抗氧化作用影响肌肉、骨骼的代谢过程。适用于肌肉萎缩的神经根型或脊髓型颈椎病。每日口服 300 毫克，每日 1 次或 3 次均可。

**其他药物** 对于急性期或疼痛症状明显者，可用镇痛、镇静类药物，如吲哚美辛、对乙酰氨基酚等。对于因疼痛难以入睡者，可服用地西泮等药物。有麻木症状的神经根型及脊髓型患者，可选择维生素 $B_1$、维生素 $B_{12}$ 和三磷酸腺苷等营养神经的药物辅助治疗。

### 10. 药枕及中药方剂

药枕即是指内芯充填物为中草药的枕头。除了普通枕芯充填物所具有的质地柔软、透气性好、有一定的可塑性外，药枕尚可利用枕芯内所装的中草药，以达到预防及治疗颈椎病的目的。药枕由于是在睡眠时较长时间发挥药物作用，无损伤，不痛苦，不花费时间，因而很受人们欢迎。

药枕枕芯的充填物一般为芳香开窍、理气活血的中草药，以起到芳香开窍、清头疏风、活血理气通痹的治疗作用。一般可添加中药：通草 300 克，白芷 100 克，红花 100 克，菊花 200 克，佩兰 100 克，川芎 100 克，桂枝 60 克，厚朴 100 克，石菖蒲 80 克。将以上中草药混合并加工，使其软硬适度，并制成中间低、两边高的元宝形枕头。

此外，对颈椎病患者，可根据不同的症状，相应加减药物，如颈部酸痛不适可加苍术60克；头晕、鼻塞者可加葛根60克，辛夷花60克；肢体麻木者可加麻黄50克，桑枝100克，防风100克，羌活100克。

对于颈椎生理曲线序列不齐、变直或反张的颈椎病患者，或有轻度骨质增生，或由于局部软组织紧张而引起的临床症状，可将药枕制成长40厘米，宽18厘米，高8~10厘米的元宝形状，垫于颈部，仰卧，保持头颈部轻度仰伸位，以加强药枕疗效。

颈椎病患者可自制药枕治疗颈椎病，常用的方法介绍如下。药枕中的填充物是由下列药物组成：薄荷、荆芥、艾叶、紫苏、白芷各50克，丁香、红花、桂枝、甘松、茯苓、防风、川芎各30克，冰片、樟脑各20克。

将上述中药（冰片、樟脑另包于10厘米×7厘米塑料布小袋中，以针刺孔备用）粉碎后装入纱布袋中（厚约1厘米）。用木板、三合板制成高矮适当的木枕，木枕外用1.5厘米厚的海绵包裹固定，海绵外罩以金丝绒布套，把装有中药粉的布袋放置在木枕上，缝合即成。使用方法：让患者取平卧位，将药枕置于颈部，有小药袋的一侧置于颈背部，每日2次，每次1个小时，30日为1个疗程，连用2个疗程。每次用药枕前后，均用双手搓、揉、抓、提后颈部3~5分钟。

**中药热敷**　用祛风、活血、通络、镇痛的中药，如当归、桂枝、红花、接骨木、路路通、川羌活各50克，五加皮、虎杖根、络石藤等各100克，放在布袋内用蒸笼蒸，待水烧开15分钟后取出，置于颈部热敷30分钟。

**外用熏洗药配方**　防风、艾叶、透骨草、独活、秦艽、刘寄奴、灵仙、乌梅、苏木、赤芍、红花、甲珠、木瓜各9克。水煎趁热熏洗患处。

**肝肾亏虚、气血不足型颈椎病中药配方**　独活15克，当归15克，白芍12克，杜仲12克，桑寄生15克，秦艽10克，防风15克，细辛3克，川芎15克，地黄15克，牛膝15克，党参20克，茯苓12克，炙甘草10克，桂枝15克。水煎服。此方滋补肝肾，益气活血。

**风寒湿痹、经络受阻型颈椎病中药配方**　羌活10克，藁本10克，独活15克，防风15克，甘草10克，川芎12克，蔓荆子10克。水煎服。此方祛风除湿，温经活络。

**外伤型颈椎病中药配方**　姜黄10克，甘草10克，白术12克，伸筋草15

克，川芎 12 克，羌活 15 克，海桐皮 12 克，当归 15 克，赤芍 12 克，桂枝 10 克。水煎服。此方行气活血，舒筋镇痛。疼痛重者加乳香、没药，久病体虚者加首乌、枸杞子等。

痰湿凝阻、经络瘀滞型颈椎病中药方　陈皮 10 克，茯苓 12 克，姜半夏 6 克，炙甘草 10 克。水煎服。此方理气化痰，通经活络。如肢体麻重，加防风、荆芥、天麻、秦艽等。

# 微创治疗创伤小

微创治疗是近年来各个临床学科都在不断开拓的一个新领域。微创治疗是颈椎病手术治疗的发展方向之一，微创治疗颈椎病通常包含两个方面，一是采用激光气化、射频消融、胶原酶注射、臭氧等物理手段进行治疗，但目前其适应证仍较窄，不适用于大多数手术患者。二是采用微创手术器械，进行内镜下的手术操作，尽管技术要求很高，难度大，但放大的手术视野使手术安全性大大提高；可保护非病灶组织，创伤小，使术后的恢复迅速。下面我们来详细了解一下各种微创治疗手段。

## 1. 胶原酶溶盘术

胶原酶溶盘术的原理：胶原酶的化学名为胶原蛋白水解酶，它能在生理pH 和温度条件下特异性地水解天然胶原蛋白的三维螺旋结构，而不损伤其他蛋白质和组织。胶原酶的化学本质是一种蛋白质，因此，这对温度、pH 和导致蛋白质变性的各种因素均非常敏感，极易受到外界条件的影响而改变其本身的构象和性质。胶原酶按其存在的方式不同可分为人体内源性胶原酶和药用胶原酶两种。人体内源性胶原酶是指人体内部本身所具有的胶原酶，如牙龈、角膜等上皮组织和关节滑膜、椎间盘内都不同程度地存在着这种胶原酶，它在体内胶原蛋白的分解过程中发挥着不可或缺的作用。药用胶原酶是指利用生物制药的高科技手段从溶组织梭状芽孢杆菌的发酵液中提取、纯化并精制而得的白色或类白色无菌冻干粉针生物制剂。

现代医学研究表明，颈椎间盘突出的髓核的主要成分为胶原蛋白，所以临床上在大型X线电视系统或CT等的监控下，将胶原酶准确的注射到颈椎间盘突出的部位，将突出的颈椎间盘髓核溶解成人体可以吸收的氨基酸类物质，从而彻底解除其对神经根的压迫和刺激所造成的颈肩痛症状，使患者恢复正常的工作和生活，达到与手术摘除颈椎间盘同样的效果。

胶原酶溶盘术的副作用：①误入蛛网膜下隙引起剧烈头疼甚至截瘫；②过敏性休克；③术后疼痛；④尿潴留和肠麻痹；⑤神经损伤。

### 2. 臭氧溶盘术

臭氧溶盘术的原理：臭氧（$O_3$）是由氧分子携带一个氧原子组成，性质不稳定呈暂存状态，在携带的氧原子除氧化用掉后，组合为氧气（$O_2$）进入稳定状态。臭氧具有不稳定特性和很强的氧化能力。在常温常态下，臭氧的半衰期为20~30分钟。与氧气相比臭氧比重大、呈淡蓝色、易溶于水，臭氧具有特殊的刺激性气味，在浓度很低时呈现新鲜气味。臭氧作用：臭氧可以特异性的氧化或"燃烧"髓核结构、收敛和固化液状髓核，消除髓核的化学刺激性和免疫源性，同时由于臭氧具有消炎和镇痛作用，注射到神经根周围后患者的神经根性疼痛可以得到立刻缓解（图36）。

臭氧溶盘术不良反应很少，偶见术后败血症、脑血管气栓、注射后头痛。

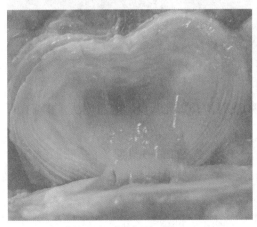 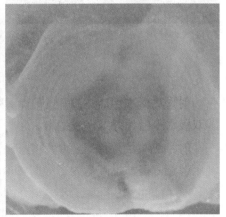

A　正常椎间盘髓核　　　　B　术后1个月臭氧浓度60微克/毫升，髓核量减少

图36　臭氧溶盘术

### 3.低温等离子髓核消融术

低温等离子髓核消融术原理：等离子刀头形成射频电场，在电极前产生等离子体薄层，使离子获得足够动能，打断髓核的有机分子键从而汽化部分髓核组织。工作温度在40℃不引起周围正常组织的不可逆损伤。然后利用精确加温技术加温到70℃，既确保髓核内的胶原蛋白分子收缩，又能保持髓核细胞的活力，椎间盘内压降低，减轻对周围神经根、脊髓及血管等组织的压迫（图37）。

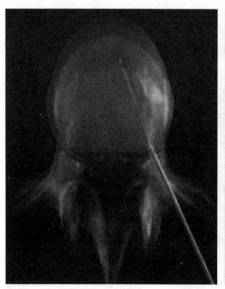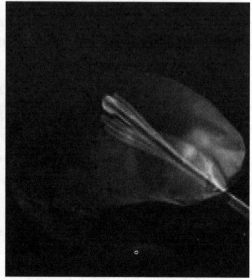

图37 低温等离子髓核消融术

### 4.射频热凝术

射频热凝术包括：①单极靶点射频热凝术；②椎间盘内电热疗法（IDET）；③双极水冷射频纤维环成型术。

射频热凝治疗原理：射频电流是一种频率在100~300赫兹的高频交流电。利用射频电极在椎间盘内形成射频电场，在一定范围内发挥作用。射频能量产生86~94℃的高热温度，汽化部分椎间盘髓核组织使椎间盘髓核体积缩小，达到减压目的。可使局部温度在短时间内增高，从而改善局部循环，使因疼痛引起的肌肉痉挛得以缓解和改善。热凝效应还有利于炎症因子、致痛因子、窦椎神经灭活和水肿的消除。治疗过程中温度、时间、范围的可控性强，误差小，可以有效避免神经根的热损伤，使治疗的风险大为降低（图38、图39）。

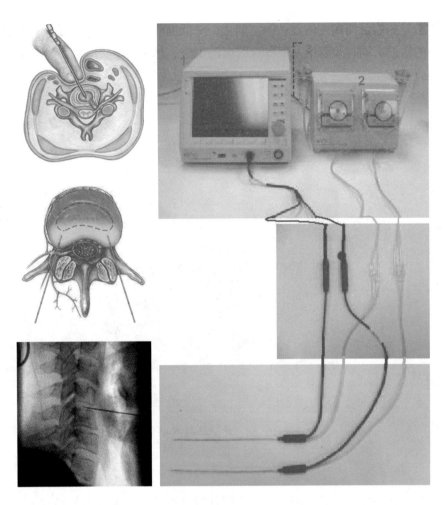

图38　射频热凝电极

## 5. 经皮椎间盘旋切术

经皮椎间盘旋切术原理：通过对椎间盘髓核直接切吸，使压迫外层纤维环的髓核组织减少或消除，突出的髓核组织及外层纤维组织和后纵韧带随之回缩还纳，从而减轻或解除对神经根的压迫，达到治疗目的。

## 6. 椎间盘激光汽化减压术

椎间盘激光汽化减压术的原理：在 C 形臂 X 线或 CT 的引导下，用 16G 或 18G 穿刺针刺入病变的颈（颈椎间盘），通过穿刺针导入 200~800 微米光纤，利用激光的能量使病变的髓核内空洞化，降低椎间盘内的压力，缓解和消除对神经的压迫。同时改善椎基底动脉的血液供应，达到微创治疗椎间盘突出症的目的。

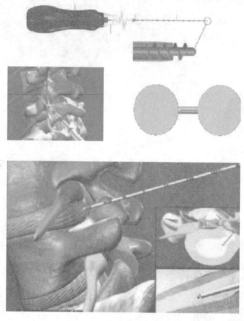

图 39　射频热凝术

## 7. 水刀

　　水刀喷出的水柱以 1000 千米 / 小时的速度射出，比金属刀都锋利（图 40、图 41）。

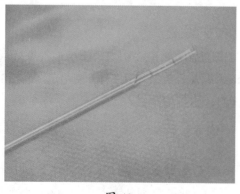

图 40

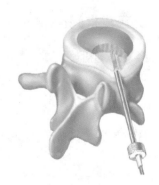

图 41

**对号入座　各型颈椎病的治疗**

### 1. 颈型颈椎病

此型实际上是颈椎病的最初阶段，也是治疗最为有利的时机，这个时候可先不做特殊治疗，注意以下几个方面的调节：

1）注意适当休息，避免睡眠不足。睡眠不足、工作过度紧张及长时间持续保持固定姿势等，将导致神经肌肉的过度紧张，强化颈椎病症状。

2）改变用枕习惯：颈椎的生理曲度（简称颈曲）并非是一成不变的。随着年龄的增长，颈椎会出现退行性改变、颈椎骨质增生，从而使颈曲发生改变，甚至使颈曲变直或反张弯曲。再有，当人们长期姿势不当、生活习惯不良，比如长时间低头工作、睡高枕或颈部外伤、外感风寒时，颈椎的生理曲度也容易发生改变。颈曲的改变或消失，往往意味着椎体稳定性变差，椎间隙变窄，椎间孔变小，椎体退变，神经受压以及颈伸肌慢性损伤。另外，颈曲的消失也会导致黄韧带肥厚、颈韧带损伤、椎体旁有关肌肉的损伤等，进而诱发颈椎病变。这时，人很有可能出现头颈肩背疼痛或感觉麻木无力，甚至出现大小便失禁、瘫痪等一系列颈椎综合征。所以正确使用枕头，这无论对颈椎病的预防还是治疗都具有非常重要的意义。

3）积极锻炼：特别是颈肩背部肌肉的锻炼，正确的锻炼可以强化肌肉力量，强化正常的颈椎生理曲度，增加颈椎生物力学结构的稳定性，同时促进血液淋巴的循环，有利于颈椎病的恢复。

4）可使用热敷：对于缓解局部神经肌肉紧张有一定作用。

### 2. 神经根型颈椎病

1）非手术疗法：各种有针对性的非手术疗法均有明显的疗效，其中尤以头颈持续（或间断）牵引、颈围制动及纠正不良体位有效。手法按摩亦有一定疗效，但应轻柔，切忌因操作粗暴而引起意外，不宜选用推拿。

2）手术疗法：凡具有以下情况者可考虑手术。

①经正规非手术疗法3个月以上无效，临床表现、影像学所见及神经学定

位相一致。

②有进行性肌肉萎缩及疼痛剧烈。

③虽非手术疗法有效，但由于症状反复发作影响工作、学习和生活。

3）预后

①因单纯性颈椎髓核突出所致者，预后大多良好，治愈后少有复发者。

②髓核脱出已形成粘连者则易残留症状。

③因钩椎关节增生引起者，早期及时治疗预后多较满意。如病程较长，神经根管处已形成蛛网膜下隙粘连时，则易因症状迁延而使疗效欠满意。

④因骨质广泛增生所致的根性痛者，不仅治疗复杂，且预后较差。

## 3. 脊髓型颈椎病

1）非手术疗法：仍为本型的基本疗法，尤其是在早期的中央型（上肢型）及前中央血管型（四肢型）患者。近半数病例可获得较明显的疗效，但在进行中应密切观察病情，切忌任何粗暴的操作及手法，一旦病情加剧应及早施术以防引起脊髓变性。

2）手术疗法：凡具有以下情况者可考虑手术。

①急性进行性颈脊髓受压症状明显，经临床检查或其他特种检查（MRI、CT 检查等）证实者应尽快手术。

②病程较长，症状持续加重而又诊断明确者。

③脊髓受压症状虽为中度或轻度，但经非手术疗法治疗 1~2 个疗程以上无改善而又影响工作者。

3）预后：因椎间盘突出或脱出所致者预后较佳。痊愈后如能注意防护则少有复发者。椎管矢状径明显狭小伴有较大骨刺或后纵韧带钙化者预后较差，病程超过 1 年且病情严重者尤其是脊髓已有变性者预后最差。

## 4. 椎动脉型颈椎病

1）非手术疗法：为本型的基本疗法，尤其是因颈椎不稳所致者，大多可痊愈而不留后遗症。

2）手术疗法：主要是颈前路前方减压固定融合术。

### 5. 交感神经型颈椎病

1）绝大多数交感神经型颈椎病通过合理的保守治疗均可以得到缓解和治愈。保守治疗方法很多，如进行颈椎牵引、针灸、电疗、中药外用等。

2）交感神经症状严重，反复发作，经严格保守治疗 3 个月以上无效，影响正常工作和生活者，可以手术治疗。

3）经上胸部硬脊膜外腔注射局部麻醉药进行颈星状神经节阻滞疗法，治疗交感神经症状疗效尚可。

4）其他如中医辨证论治亦可采用。

非手术治疗方法包括颈椎牵引、卧床休息、颈围领制动保护、理疗等。卧床休息、颈围领制动保护和颈椎牵引可以缓解颈项肌的痉挛，增大椎间隙，减轻对交感神经的刺激。颈托和围领可限制颈椎过度活动，轻柔的手法按摩及理疗有加速局部炎性水肿消退，松弛肌肉，改善局部血液循环的作用，患者可以根据自己的症状来选择适合自己的方法。

### 6. 食管压迫型颈椎病

1）以保守疗法为主，包括颈部制动，控制饮食（给予软食或流质饮食），避免各种刺激性较大的食物及进行各种对症疗法，对有低热、怀疑有食管周围炎者，可给予广谱抗生素。

2）伴有其他类型颈椎病需手术治疗者，可在术中将椎间隙前方骨赘一并切除。

3）单纯型经保守疗法无效者，可考虑行手术切除，但对老年患者施术应注意其全身状况及术后处理，文献中曾有一例老年患者骨刺切除术后第 3 天，因咽喉处分泌物排出困难引起窒息并继发心室纤维性颤动经抢救无效死亡的报道。

一般来讲，单纯型预后均较好，包括非手术治疗及手术切除者。

# 解疑答惑篇

## 专家门诊连线

## 颈椎病的科学护理问答

### 1. 患了颈椎病后怎样自我调养?

颈椎病是一种慢性退行性疾病,其临床表现多种多样,尤其是椎动脉型和交感神经型颈椎病,有时确诊并非容易。一旦有了这方面的症状,一定要请专科医师帮助确诊,否则延误诊断,耽搁治疗。一旦诊断明确,在自我调养上要注意以下几个方面。

颈椎病病程比较长,椎间盘的退变、骨刺的生长、韧带钙化等与年龄增长、机体老化有关。病情常有反复,发作时症状可能比较重,影响日常生活和休息。因此,一方面要消除恐惧悲观心理,另一方面要防止得过且过的心态,积极治疗。

颈椎病急性发作期或初次发作的患者,要注意适当休息,病情严重者更要卧床休息 2~3 周。卧床休息使颈部肌肉放松,减轻肌肉痉挛、头颈部重量对椎间盘的压力,在组织受压水肿的消退方面具有重要的意义。卧床时间不宜过长,以免发生肌肉萎缩,组织、关节粘连等变化,阻碍颈椎病的康复。所以在颈椎病的间歇期和慢性期,应适当参加工作,不需长期休息。

人体犹如一部复杂的机器,时常需要加以保养。尤其是颈椎病,本身就是一种退行性病变,更要对颈部加以保护,尽量避免不必要的损伤。无论是睡眠、休息,还是学习工作,甚至日常一些动作,都要保持良好的习惯,时刻不忘保护颈椎,同时加强颈肌的锻炼。

绝大多数颈椎病患者经非手术治疗能够缓解症状甚至治愈不复发。但每一种治疗方法均有其独特的操作、作用和适应证,需要有专科医师指导,而且有一定的疗程。切忌病急乱投医,频繁更换治疗方法或多种方法杂乱并用,不但没有治疗效果,反而加重病情。

### 2. 颈椎病发作后应注意什么?

颈椎病发作后,积极治疗是必要的。但是很多患者因为种种原因,往往失去了最佳治疗时机或不愿意接受治疗。那么,一旦被确诊为颈椎病后,患者应注意什么呢?

1）树立信心：颈椎病病程长，椎间盘退变、骨刺生长、韧带钙化等与年龄增长、机体老化有关。病情常反反复复，发作时症状可能比较重，影响日常生活和休息，令患者苦不堪言。因此，患者一方面要消除恐惧、悲观心理，另一方面要防止得过且过的心态，积极治疗。

2）注意休息：颈椎病急性发作的患者，要注意休息，病情严重者更要卧床休息 2~3 周。卧床休息有助于颈部肌肉放松，减轻肌肉痉挛和头部重量对椎间盘压力，阻止受压水肿消退。但卧床时间不宜过长，以免发生肌肉萎缩、组织和关节粘连等变化，影响恢复。所以颈椎病的间歇期和慢性期，应适当参加工作，无须长期休息。

3）科学治疗：颈椎病治疗方法有非手术和手术之分。绝大多数患者的症状经非手术治疗能够缓解，甚至治愈而不再发作。但每一种治疗方法均有其独特的操作、作用和适应证，需要有专科医师的指导。

## 3. 颈椎疼痛应该热敷还是冷敷？

身体某一部位受了外伤或者出现了炎症，冷敷和热敷是人们常用的减轻酸胀肿痛的办法。颈椎疼痛究竟是该冷敷还是热敷呢？专家建议应具体问题具体分析，根据相关症状慎重选择冷敷或热敷。

### （1）促进局部炎症吸收时采用热敷

热敷主要用于减轻慢性疼痛，刺激血液循环，舒筋活血。热敷使皮肤的血管扩张，使局部血液循环加快，血内氧的含量增加，机体代谢也随之加快，因而能促进局部炎症的吸收。

### （2）镇痛消肿时采用冷敷

冷敷可以很好地降低皮肤组织损伤，减少炎症的发生，并起到消肿镇痛的作用。

## 4. 颈椎病患者使用颈托有何作用？

在治疗颈椎病的过程中，经常要使用颈托，通常用硬纸板、塑料和石膏等材料制成。颈椎椎管、椎间孔和横突孔分别通过脊髓、脊神经和椎动脉。当发生颈部外伤，以及骨折脱位时，为保持局部稳定，防止损伤继续加重，需要加以制动。一般说来，颈托有如下作用：固定颈椎于适当的体位，维持正常的生理曲度，限制颈椎的异常活动，减少不稳定因素，支撑头部重量，减轻其对颈椎的压力。当颈椎关节面炎症反应时，运用有效的外固定，可明显地促进水肿的吸收，减少关节面间的相互刺激和摩擦，有利于炎症反应的恢复。

## 5. 颈椎病患者使用颈托要注意什么？

1）戴用时间。如戴后无不适感，应经常戴用，不应随时取下。如症状轻，于外出时戴上为宜，乘车外出者尤需佩戴。一般应持续佩戴 2~3 个月。

2）使用颈托时，颈部可正常活动，但术后患者应遵医嘱。

3）在使用颈托的过程中，不妨碍其他疗法的进行，如配合理疗、按摩等，可起到相辅相成的作用。

4）在开始使用的 1~3 天可有不适感，数天后即消失。在使用过程中如症状突然加重，则应到医院做进一步检查。

## 6. 如何正确护理颈椎病患者？

1）让患者了解颈椎病的有关知识，提高防病意识，增强治疗信心，掌握康复的方法，观察患者治疗过程中心理情绪的变化，调节心理情绪，保持心理健康。

2）正确有效牵引，解除机械性压迫。注意牵引时的姿势、位置及牵引的重量，并及时发现牵引过程中的反应，如是否有头晕、恶心、心悸等。由于患者颈部制动，可以减轻局部刺激。正确应用理疗、按摩、药物等综合治疗，以解除病痛。正确指导患者的头颈功能锻炼，坚持颈部的活动锻炼，方法为前、后、左、右活动及左、右旋转活动，指导患者两手做捏橡皮球或毛巾的训练，以及手指的各种动作。

3）非手术治疗过程中注意疼痛部位、肢体麻木无力的变化，按时测量体温、脉搏、呼吸，长期卧床的患者应注意有关卧床并发症的预防与观察。经常用 50% 的红花酒精按摩患者的骨突部位，如骶骨、尾骨、足跟处及内、外踝等。按摩上、下肢肌肉，鼓励患者主动加强各关节活动。

### 7. 颈椎病的康复护理有哪些？

首先，颈椎病的康复护理是要进行一些深呼吸运动，这样可防止肺部的感染。其次，可进行四肢远端一些小范围的关节运动，如握拳、足背屈伸等。有些脊髓型患者术前已有四肢运动功能损害症状，上述动作也可用被动运动的方法完成。这不仅有利于手术创伤的恢复，而且为术后更好地康复打下基础。

在恢复期，四肢运动要从卧位逐渐过渡到半卧位、坐位的锻炼，然后是下床活动。这也是比较常见的颈椎病的康复护理。在此过程中要逐渐增加肌力训练量，促进各组肌群恢复相应的肌力。尤其是手部的活动，如对指、分指、抓拿等动作应着重加以训练；下肢训练先通过直腿抬高、下肢负重抬举、伸屈活动以加强肌力和关节活动范围，并逐渐借助于双拐、手杖、下肢功能支架等训练站立、迈步，然后过渡到行走。在恢复期也应循序渐进地进行适当活动，以便顺利地康复。

最后，对于颈椎病患者进行一些心理性康复疗法，消除悲观和急躁情绪，树立与疾病做斗争的信心。良好的精神状态同样有助于颈椎病的康复护理。

### 8. 重型颈椎病患者如何进行自我护理？

首先要进行肌力训练，又叫体疗训练，目的是使其全身各组肌群尽快恢复相应肌力。必要时可采用一些器具和简易工具进行。

体疗要从轻量级开始，循序渐进。体疗要根据患者具体情况进行。以颈背部肌劳损为主者要锻炼颈背部肌肉：上肢肌肉萎缩无力者以锻炼上肢动作为主；下肢跛行无力、步行困难者，要练习走路和蹲立动作。瘫痪患者，除加强护理防止各种并发症外，还要对肌肉进行按摩，关节要进行被动活动，以防止肌肉萎缩、关节畸形发生。

坚持做一些对身体恢复有利的事情，不要事事让别人代替。但要注意，在患者做一些活动时，家人要在旁边看护，防止发生意外。

要选择一些简单的支撑工具，如手杖、拐杖、护膝、护踝、护腿、护肘、护腕、下肢功能支架、假肢等来支撑肢体重量，增加肌力和保持肌力平衡，维持关节位置。必要时也可使用轮椅。

## 9. 颈椎病患者术后需要注意什么?

手术治疗是颈椎病的治疗方法之一,做好术后护理利于患者的康复。

1)术后返回病房要保持脊柱水平位搬运患者,颈部两侧用沙袋固定,以避免对颈部造成伤害。

2)返回病房后,患者应去枕平卧 6 小时。平卧期间,应尽量保持脊柱水平位,颈部不可大范围活动;应多喝水、多咳嗽,进行腹式呼吸。

3)术后由于全麻插管和牵拉关系,患者可出现吞咽困难、呼吸困难等不适,可进行常规雾化吸入,以稀释痰液、减轻咽部不适。

4)患者家属及医护人员要随时观察伤口渗血情况及呼吸频率、节律的变化,发现异常及时通知医师。

5)保持引流管的通畅,避免打折和受压,同时要观察引流液的颜色、量、性质。

6)术后每 2 个小时更换体位 1 次,避免压疮。

7)术后尽早进行功能锻炼,术后半天即可床上坐起,1~2 天可下床活动,活动时要佩戴颈托。初次活动时,医护工作人员及家属要在旁边给予协助,保护患者的安全;每日进行上肢及下肢小关节的活动。

8)给予患者流质饮食,食物应清淡易消化。

## 10. 颈椎病术后护理应注意哪些问题?

1)术后每 2 小时翻身一次(早期由医护人员帮助进行),翻身时应保持头颈、脊柱成一直线不可扭转,轮换平卧及左右侧卧位。

2)术后垫枕头要高低适宜,仰卧时不宜过高,侧卧时枕头可略高,使颈部与躯干保持一直线,而不偏向一侧。

3)术后肢体麻木、疼痛症状加重或感觉丧失,出现大、小便失禁时,及时向医护人员反映。

4)术后 1~2 周行四肢肌力舒缩及各关节的活动,如握拳、松拳动作、踝关节锻炼、股四头肌锻炼等。

5)离床活动时颈部给予颈托固定,并避免颈部剧烈转动。

6）给予颈托固定 2~4 周或遵医嘱，卧床休息时可取去颈托。

7）加强颈部功能锻炼，如前屈、后伸、左右侧屈、左右旋转等运动，以增强颈部肌力。

8）防止意外损伤的发生，如过度屈颈、过度旋转、颈部的超负荷积压和头颈部剧烈抖动。

9）遵医嘱定期复查。

## 11. 颈椎病术后需要什么样的体位?

颈椎病术后维持一个合适的体位是相当重要的，一方面有利于术后创面的稳定和恢复，另一方面可改善呼吸循环功能，减少术后并发症。没有一个合适的体位，轻者可增加患者的痛苦，重者可引起呼吸循环功能障碍、脊髓损伤，甚至死亡，因此对于术后体位重要性以及潜在危险应有足够的认识，以减少并发症。

颈椎不同的手术方式，其术后要求的体位各不相同。

1）颈椎内固定手术，无论是前路还是后路，只要其所应用的内固定能使颈椎术后的患者保持稳定，这样的术后体位要求相对较少，术后可以早期采取坐位或下床活动。

2）上颈椎手术，如单纯行植骨融合术，则多需平卧于石膏床一段时间（通常为 3 个月左右），然后再改用头颈胸石膏外固定。在用石膏床期间，患者翻身以及大小便等活动均不能离开石膏床，以免植入骨块移位而影响手术效果。

3）下颈椎施行前路植骨术，为避免植入骨块脱出或内固定松动，要求术后必须卧床、颈部活动要尽可能减少，尽可能保持头部与身体垂直，即使是在翻身时也应保持，出院时进行颌-颈-胸石膏固定。

## 12. 颈椎病睡觉不用枕头好不好?

睡觉不用枕头好不好? 颈椎病患者经常询问这些问题，往往患者总以为患了颈椎病不用枕头比较好，因此导致了病情加重，所以，下面就为大家介绍颈椎病睡觉要不要枕头的问题。

不枕枕头，头的位置就比心脏低，会导致流入头部的血液偏多，影响头部血液循环，血管充盈，管壁受压，醒来后会感到头晕，眼皮浮肿，严重影响了睡眠的质量。而且头垫高睡觉，胸部也连带被略微抬高了，这样，下半身的血就可以顺流，能减轻心脏的负担。

同时，睡觉不枕枕头会造成颈椎受伤。颈椎位于人体脊柱最上端，包在颈内，由 7 块椎骨组成。所谓的生理弧度是由这 7 块椎骨形成的一个圆滑的、朝向前方的弧，枕头的作用就是维持这个正常的生理曲线。如果长时间不用枕头，原本应该弯曲的颈椎就会变直，就会驼背，对颈椎椎造成损伤，并且还会影响整个脊柱的健康。因此，颈椎病患者为了避免疾病的进一步加重，也必须选择合适的枕头。

## 13. 如何判断自己的枕头是否合适?

枕头太高，无论以什么姿势睡觉，都不能保持颈椎正常的前凸弧度，会加重颈椎负担，可能导致落枕。若出现颈部酸痛、头痛、头晕、耳鸣及失眠等脑神经衰弱等情况，或是睡觉睡到一半感到手麻脚麻，那可能就是你的枕头太高了;枕头过低会使头部充血,容易造成眼睑和颜面浮肿,并且下颌会因此向上抬,容易张口呼吸，出现打鼾的情况。如果颈部与肩部在一觉醒来后出现酸痛的现象，那就是由枕头太低、不用枕头或枕头太软造成的。

## 14. 颈椎病睡什么枕头好?

颈椎病病程较长，需要日常保健配合治疗，以治愈疾病，生活中颈椎病患者应选择合适的枕头。

1) 高低曲度很有讲究：枕头过高或过低对颈椎病均不利，枕头的高度以6~10 厘米较为合适，具体尺寸应该根据每个人的生理特征以及颈部生理弧度而定，确保患者仰卧和侧卧位时颈椎的正常生理曲度，以不会使颈部扭曲为主。习惯仰睡的患者，枕头高度应以压缩后与自己的拳头高度相等为合适；习惯侧睡的患者，枕头高度压缩后应与自己一侧肩宽高度一致。

2) 软硬适中：颈椎病患者选择枕头时应该以稍微柔软些为主，可以减少颈椎病枕头和头皮之间的压强，使血液可从压力较小的地方通过。颈椎病枕头只要稍有弹性即可，有条件者根据自身情况定制枕头，避免枕头弹性过大造成颈部肌肉疲劳和损伤。

3) 枕芯填充物：枕芯填充主要有荞麦壳，透气性好，随时调节枕头的高低；绿豆，有清凉解暑功能。填充物应保证颈椎患者的枕头外形不易改变，不因睡眠中枕头的变形或者弹性减弱引发落枕，或者影响颈椎关节的稳定性。

## 15. 颈椎病患者如何制作药枕？

药枕疗法是将药物经过整理加工或炮制之后，装入枕芯之中，或者直接做成薄的药袋放在普通枕头上，睡时枕用的一种外治方法，是很受颈椎病患者欢迎的一种简便的方法。

1）布式药枕：用棉布、纱布包裹药物，缝制而成，是最为常用的一种方式。

2）薄型药袋：把药物装于用布或毛巾做成的袋中，放到普通枕头上。

3）囊式药枕：将药物装于塑料或囊袋中。

**药枕的制作方法**

1）花类、叶类药物必须充分晾晒，搓成碎末；根茎、木本、藤类药物必须充分晾晒或烘干，粉碎成粗末后使用；矿物质、角质类药物必须打碎成米粒状碎块，或加工成粉末后使用；种子类药物必须去除灰尘或清洗后晒干使用；芳香含挥发油一类的药物，一般不需要加工炮制，可直接混入其他药末中使用。

2）药枕用布宜选用松、柔、薄、透气性能良好的棉布、纱布，以利于药物的挥发，不用化纤、尼龙等面料。

3）药枕底层可加垫塑料布一块，以防止渗漏。

4）一般药枕的长度为60~90厘米，宽度为20~35厘米，也可根据自己需要来定大小。

**推荐2个治疗颈椎病的药枕验方**

1）艾叶、野菊花、薄荷、威灵仙各60克，制成药枕，另以丁香、冰片各10克，制成香料袋，放在枕芯中。

2）香附、官桂、川芎、晚蚕砂各10克，制作药枕。另以山柰、荜茇、冰片各6克制成香料袋，放在枕芯中。

## 16. 颈椎病术后为什么要进行康复训练？

颈椎病患者若需要进行手术治疗，则表明其病情发展到一定程度。但手术不是治疗的终点，在手术之后患者还需要通过进一步的康复训练来解决残余的功能问题。另一方面，手术还会带来一定的创伤，这也在一定程度上会影响患者今后工作、学习、日常生活的各个方面。因此，要想在手术后获得最大限度的功能恢复，必要的康复训练是十分重要的。

## 17. 哪种床比较适合颈椎病患者？

其实，对付颈椎病这种常见疾病，除了要积极进行治疗之外，还要注意自己的日常生活，人的一生中有 1/3 时间在睡眠中度过，只有睡好觉，才能保证其余 2/3 时间的工作、生活质量。而一张舒适、科学合理的床是保证睡眠质量的关键，那么，哪种床比较适合颈椎病患者呢？

1）气垫床、沙床、水床：这一类床是国内外较为新颖的产品，分别采取在床垫内通过气体、沙、水的流动而不断调整患者躯体的负重点的方法，使人体各部符合正常的生物力学要求，保持颈椎、腰椎等的正常生理曲线。但由于价格极其昂贵，目前仅有个别大医院作为治疗床使用。

2）棕绷床：透气性好、柔软、富有弹性，比较适合颈椎病患者的使用。但要注意的是随着使用时间延长，编织的棕绳逐渐松弛，它的弹性就逐渐减弱，而不适宜颈椎病患者。因此，使用棕绷床间隔 3~5 年后就应更换棕绳，以增强弹性。

3）弹簧床垫：随着生物力学的发展，国外已生产出根据人体各部位负荷大小的不同和人体曲线的特点，选用多种规格和弹性的弹簧合理排列的弹簧床垫。一张硬度适中的弹簧床垫放在床板上，可起到维持人体生理曲线的作用。因此，也较适宜颈椎病患者，但价格略偏贵些。

4）火炕：是我国北方寒冷地区农村常用的床铺。炕加温后，不仅可以抗寒冷，而且可有类似于热疗的效果，有利于对痉挛与疼痛的肌肉、关节起到放松和缓解的作用，并在一定程度上可起到缓解颈椎病症状的作用。

5）木板床：使用较多，可维持脊柱的平衡状态。若被褥铺垫松软合适，也有利于颈椎病患者，并且较为经济实惠。

## 18. 如何预防颈椎病患者术后尿路感染？

颈椎病患者神经根压迫症状严重，保守治疗后症状无明显好转时应及时采取手术治疗，术后留置导尿管期间发生尿路感染可对身体康复造成一定影响，应做好预防措施。

1）保持正确卧姿：颈椎病患者术后睡眠或者休息时要保持正确的卧位，前路手术患者可枕矮枕，后路手术患者去枕平卧或放薄棉垫，注意不要压到伤口。

2）小心翻身：颈椎病患者如需翻身，最好由他人协助，保持头、颈和躯干在同一平面，维持颈部相对稳定，翻身时注意小心避开导尿管。

3）感染时冲洗膀胱：有尿路感染迹象的患者应当及时更换导尿管，并留取尿液进行微生物病原学检测，定期冲洗膀胱，可每日2次，如能适量注入敏感的抗生素效果更好。

4）及时更换尿袋：留置导尿管期间应定时排放尿液，每日更换尿袋，每2周更换导尿管，清空尿袋中尿液时，要避免尿袋的出口触碰到收集容器。

5）注意保持会阴卫生清洁：留置导尿管期间，应当每日清洁或冲洗尿道口，大便失禁的患者清洁后还应当进行消毒。

 **颈椎病预防保健问答**

## 1. 如何防治颈椎病?

1）阅读有关颈椎病的书，掌握用科学的方法防治颈椎病。

2）保持乐观精神，树立与疾病艰苦抗衡的思想，配合医师防治颈椎病，减少复发。

3）加强颈肩部肌肉的锻炼，在工作间歇，做头及双上肢的前屈、后伸及旋转运动，既可缓解疲劳又能使肌肉发达，韧度增强，从而有利于颈段脊柱的稳定性，增强颈肩顺应颈部突然变化的能力从而防治颈椎病。

4）防治颈椎病还要避免高枕睡眠的不良习惯，高枕使头部前屈，增大下位颈椎的应力，有加速颈椎退变的可能。

5）注意颈肩部保暖，避免头颈负重物，避免过度疲劳，坐车时不要打瞌睡也是防治颈椎病的方法之一。

6）及早、彻底治疗颈肩、背软组织劳损，防止其发展为颈椎病。

### 2. 颈椎病患者常见的保健常识有哪些？

颈椎病属于常见病，发病率很高。因此，需要引起大家的足够重视，预防是关键，即使已经患上颈椎病，也应该充分了解相应的知识，做好自我保健。接下来，就为大家介绍一下颈椎病的保健常识。

1）重视枕头、关注睡眠：枕头中央应略凹进，高度为 12~16 厘米，颈部应枕在枕头上，不能悬空，使头部保持略后仰。习惯侧卧位者，应使枕头与肩同高。睡觉时，不要躺着看书，也不要长时间将双手放在头上方。睡眠时头枕用 2 千克黄豆，晒后装入薄布袋里。做成一尺长、半尺宽的枕头，晚上入睡前用手把黄豆枕中间拍个凹陷，高度低于自己一个拳头，仰睡时，以两肩顶住枕头两边鼓起的黄豆，可以缓解颈椎病的不适症状，7~15 天，颈椎病的症状会有改善。

2）防止损伤：在平时应防止颈部外伤及落枕，以免颈椎韧带损伤，使颈椎的稳定性受到破坏，进而诱发或加重颈椎病。避免做颈部过伸过屈活动。尤其是脊髓型颈椎病患者，在洗脸、刷牙、饮水、写字时，要避免颈部过伸过屈活动。

3）工间休息：长期从事案头工作的人，应增加工间休息和活动时间，以增强全身的血液循环，消除局部肌肉疲劳，预防和缓解颈椎病的症状。因此，这是属于颈椎病的保健之一。

4）颈部运动：颈椎病的急性发作时应减少活动，缓解期可适当进行颈部和脊柱运动以改善症状。可做左右转头，前屈后仰，左右侧屈等动作。因此，颈椎病的保健可以每次 15~20 分钟，每日 2~3 次。切忌剧烈转动头部做旋转，以免晕倒。做上述运动时颈椎病患者最好用双手扶住椅背，动作宜慢，逐渐增加活动量。

### 3. 颈椎病患者日常保健的基本方法有哪些？

1）颈椎牵引：颈椎牵引对颈椎病是较为有效且应用广泛的一种治疗方法，也是公认的治疗颈椎病的基本手段。

2）加强自我保健意识：在工作中必须有节奏地、适当地改变姿势，调节颈部位置，并经常进行头颈前屈后仰、左右侧弯、左右旋转的保健活动。

3）注意颈部保暖：寒冷会使肌肉收缩而诱发颈椎病，故颈椎病患者应注意日常保暖。

4）睡觉时保持颈椎的生理弧度，枕头的质地要适中，厚度以 6~9 厘米为宜，禁止使用高枕。

5）当患有急性扁桃体炎、颈淋巴结炎、乳突炎等疾病时应及时彻底治疗，以避免炎症波及关节囊，最后使颈椎的稳定性受损引起颈椎病。

6）建议多做眼保健操及眼部按摩，因为眼睛劳累也会导致颈部劳累。

7）不可以在颈部过于劳累的状态下工作、看书、上网等。

8）避免颈部做长期重复的动作，加强锻炼，增强体质。

## 4. 颈椎病产生的头晕该怎么办？

颈椎病患者经常会出现头晕的症状，这是由于基底动脉或脊神经根受到压迫或刺激而致。因此，颈椎病患者做好颈椎的保健不仅可以缓解头晕症状，还可以使头脑清晰，具体的做法如下。

1）早晚搓揉耳朵及颈脖：早晚洗脸时用毛巾自上而下搓揉耳朵、耳屏前旁的颞浅动脉、颈前的颈动脉和颈后的椎动脉，直到耳朵红热和脖颈温热。这样既可使颈部肌肉放松，亦可促进颈部血管扩张，血流通畅，感到耳目清晰、头脑灵活。

2）科学合理用枕：人在睡眠的过程中，枕头和颈椎的关系最直接，科学合理用枕对维护颈椎的正常生理、防治颈椎或颈部软组织病变及对康复都有很重要的作用。一定要改变“高枕无忧”和“枕头越低越好”的错误想法，枕芯的软硬要适宜。

3）注意颈部保暖：冬天宜戴围巾保暖，保持颈部血液循环的良好状态。即使炎热的夏天，也应避免颈部过凉。

4）颈肩操或颈椎操：中老年人任选一种，常年坚持不断，每天做 1~2 次，对颈部软组织病变或颈椎病有预防、治疗和保健作用。

## 5. 游泳可以预防颈椎病吗？

坚持游泳对防治颈椎病有良好效果。游泳是一项全身运动。人在游泳时，其上肢、颈部、肩背部、腹部及下肢的肌肉均要参与运动。这可促进全身肌肉的血液循环。并且，人在水中划行时，水产生的摩擦力及压力对人体各部位的肌肉都能起到良好的按摩作用。也可促进皮肤及肌肉的血液循环，增强细胞的代谢。同时，人在游泳时，上肢用力划水，可活动肩关节和背部肌群，仰头吸气的动作可活动颈椎关节。并且仰头吸气与低头伏案正是两个相反的动作，这可促进劳损肌肉与韧带的修复。由于人在水中无任何负担，不会对颈椎间盘造成任何损伤，也不会造成关节和肌肉的损伤。由此可见，经常游泳不但能有效防治颈椎病，同时对全身所有运动系统都有好处。

对时常有肩背疼痛的上班族，建议使用仰泳的姿势。其实，不管是"狗刨"也好，蝶泳也好，只要愿意跳到水中动起来，对身体都有极大益处。水中的压力、浮力等会对身体起按摩作用，能够缓解身体局部血液循环不佳的状况。对于长久坐着不动，低头弯腰用电脑处理工作的上班族来说，游泳确实是防治颈椎病的很好的运动。希望大家能够抽出时间多游泳。

## 6. 足底按摩是否有利于缓解颈椎病？

足底按摩，实施手法得当有利于缓解颈椎病。人的颈椎就像机器里面的螺丝钉，也会磨损退化的。如果不注意保养，它会提早衰老。颈肩的保养应该从培养良好的生活习惯开始，结合简单有效的按摩、运动，持之以恒坚持下去，会有神奇的效果。我们的脚底集合了身体全部器官的反射区。

颈肩在足部的反射区：双足拇指指腹根部横纹处和双足外侧第 5 趾骨中部（足外侧最突出点中部）。颈肩肌肉反射区：双足底足趾后方 2 厘米宽区域。

用拇指指尖或指腹，以数毫米幅度移动，力度从轻到重，以稍有痛感为宜。按摩最好是每天早晚各 1 次，每次 10~30 分钟，坚持 2 周，就会出现神奇效果。这套简单按摩方法，通过按摩刺激颈部和肩部在足底的反射区，缓解和治疗颈肩问题。

## 7. 如何进行简单自我按摩预防颈椎病？

1）按摩百会穴：颈椎病的自我预防是用中指或示指按于头顶最高处正中的百会穴，用力由轻到重按揉 20~30 次。功效：健脑宁神，益气固脱。

2）掐揉合谷穴：将左（右）手拇指尖放在另一手的合谷穴（即虎口处），

拇指用力掐揉 10~20 次，双手交替进行。功效：疏风解表，开窍醒神。

3）梳摩头顶：双手五指微曲分别放在头顶两侧，稍加压力从前发际沿头顶至脑后做"梳头"状动作 20~30 次。功效：提神醒目，清脑镇痛。

4）对按头部：双手拇指分别放在额部两侧的太阳穴处，其余四指分开，放在两侧头部，双手同时用力做对按揉动 20~30 次。功效：清脑明目，振奋精神。

5）按揉风池穴：用两手拇指分别按在同侧风池穴（颈后两侧凹陷处），其余手指附在头的两侧，由轻到重地按揉 20~30 次。功效：疏风散寒，开窍镇痛。

6）按压肩井穴：以左（右）手中指指腹按于对侧肩井穴（在大椎与肩峰连线中点，肩部筋肉处），然后由轻到重按压 10~20 次，两侧交替进行。功效：通经活络，散寒定痛。

7）按摩大椎穴：用左（右）手四指并拢放于上背部，用力反复按摩大椎穴（位于后颈部颈椎中最大椎体下方的空隙处）各 20~30 次，至局部发热为佳，两侧交替进行。功效：疏风散寒，活血通络。

8）对按内、外关穴：用左（右）手拇指尖放在右（左）手内关穴（掌横纹以上 2 寸，两肌腱之间），把中指放在对侧的外关穴（内关穴对面），同时对合用力按揉 0.5~1 分钟，双手交替进行。功效：宁心通络，宽胸行气。

9）拿捏颈肌：将左（右）手上举置于颈后，拇指放置于同侧颈外侧，其余四指放在颈肌对侧，双手用力对合，将颈肌向上提起后放松，沿风池穴向下拿捏至大椎穴 20~30 次。功效：解痉镇痛，调和气血。

## 8. 老年人应该怎样预防颈椎病？

老年人患颈椎病是比较普遍的，随着年龄的增长关节就会退变，那么有什么方法可以预防颈椎病的发生呢？

专家指出，胡桃、山萸肉、生地、黑芝麻等具有补肾髓功能，可以起到强壮筋骨的作用，是老人预防颈椎病的最佳食品。还要做到尽可能少坐多动，每天要抽出一定的时间进行锻炼，尤其注意加强颈肩部肌肉的锻炼，可缓解疲劳又能使肌肉发达，韧度增强，有利于颈段脊柱的稳定性，增强颈肩顺应颈部突然变化的能力。

老人预防颈椎病还要在日常生活中保持头颈正确的姿势，不要偏头耸肩，保持脊柱的正直,睡觉时要选择合适的枕头，不宜过高或过低。平时要注意保暖，不要用电风扇和空调直接吹，乘车或运动时注意颈部保护，避免急拐弯、急刹车或突然转颈。

### 9. 上班族在办公室里如何进行头颈运动保健？

1）头手对抗训练：主要做法是双手十指交叉放在颈部，头用力向后伸，手用力阻挡，对抗用力，头虽没动，但通过两个方向力的较量让相应的颈部肌肉进行收缩；同样，我们可以用手抵住头的左侧，头向左偏，手与头相抵抗，右侧同理。也可以左右旋转一下颈部，用手揉按一下颈部肌肉，这种运动可以让颈部紧张的肌肉放松一下，对颈部有很好的保护作用。

2）"米"字操：方式是以头为"笔"，按以下顺序反复书写"米"字：先写一横，头尽量由左到右画一横，头回到正位；再写一竖，头颈尽量向前上方拉伸，自上而下画一竖线，头回到正位；头颈尽量向左上方拉伸呈45°，头回到正位，同法书写"米"字右上点，头回正位，头颈尽量向右上方拉伸，向左下方画一撇，头颈回到正位；头尽量向左前上方拉伸，向右下方画一捺，恢复头颈正位。动作宜柔和，切忌用力过猛，每日做1~2次，以感觉头、颈、肩轻快和舒适为度。

### 10. 工作之余有什么休闲方式可以预防颈椎病？

1）游泳：游泳的时候由于呼吸需要，头就要不停地抬出水面，对于颈部周围的肌肉群有很好的锻炼作用。而且在水中也没有任何负担，不会对颈椎间盘造成损伤，是比较好的锻炼颈椎的方式。

2）放风筝：放风筝的时候需要抬头挺胸，左顾右盼，能够很好地锻炼颈部周围的肌肉以及韧带，还能够防止颈椎的老化，可以保持颈椎、脊柱的肌张力，实在是老祖宗留给我们防治颈椎病的一个好方法。

### 11. 颈椎病的自行治疗有哪些方法？

自行治疗是系统治疗的前期步骤，是可以自己在家进行的，相对来说比较容易，也很有效，但仅适用于颈椎病的早期阶段。

1）纠正与改变工作中的不良体位：不断改变头部及颈部体位，避免长时间保持一种姿势。工作时间较长时，要定期远望。调整桌面高度与倾斜度，使之与身体相适应。

2）佩戴简易颈托：可限制颈部过度活动，同时起到颈部支撑作用。颈托的制作：用硬纸壳剪成高领状使之高度与颈部相适应，外包绒布。

3）自我牵引：双手十指交叉合拢，举过头顶放于枕颈部，将头后仰，双手逐渐用力向头顶方向持续牵引 5~10 秒，连续 3~4 次，即可起到缓解椎间隙压力的作用。

4）调整枕头与睡眠体位：首先是枕头的选择。若引起颈椎病的病因是椎间盘突出或椎体后缘有骨刺者，枕头可稍低。如果病因是椎管后方韧带肥厚内陷，对脊髓后方形成压迫者，可将枕头垫高，枕头的形状最好是元宝形。其次是睡眠体位。可取侧卧位或仰卧位，不宜俯卧，要使胸腰部保持自然曲度、双髋及双膝呈弯曲状态。

5）服用适当的药物，如复方软骨素、维生素 E 等。

6）进行适当的体育锻炼。

## 12. 预防颈椎病有哪些简单、实用的生活小妙招？

1）提耳：双手拇、示二指指腹挤按耳轮中下 1/3 交界处及耳屏，各挤按 3 分钟。

2）搓颈：以手掌沿颈后发际至第 7 颈椎棘突（大椎穴），自上而下揉搓颈后部肌肉，反复 12 次，两手交错各揉搓 1 遍。这是颈椎病的保健方法之一。

3）梳头：双手自前额发际开始，至项后发际止，分三路，相当于按经络中阳明、太阳、少阳经的循行路线梳头。重复 4 次。这也是颈椎病的保健方法之一。

4）摩面：两手中指贴近鼻梁旁并轻按迎香穴，向上做擦脸动作至额前，沿耳旁按摩至颌下，并轻轻按压耳垂周围，还原至鼻旁面颊。重复上述动作，共 12 次。

5）多晒太阳：太阳光照射可造成局部加热，能加速局部血液循环，使得血气和经络畅通，也有利于营养成分的输送，可以缓解颈椎的疼痛。此外，经常晒太阳有助于维生素 D 的吸收，进而促进肠道对钙、磷吸收，有防治骨质疏松的作用。

6）按摩风池穴：风池穴在项部，枕骨之下，胸锁乳突肌与斜方肌上端之间的凹陷处。双手点揉，揉时注意闭眼，以感到酸胀为佳。

7）炒盐热敷：在小口袋里放点炒热的盐，稍微凉一下，放在颈椎上，等盐全凉了再拿下来，这样可以活血。还可以睡觉前把姜切成丝放在袋子里系在脖子上，原理都是热敷。

# 颈椎病运动锻炼问答

## 1. 颈椎病的运动疗法有哪些适应证和禁忌证？

运动疗法的作用：颈椎病的运动疗法主要是做医疗体操练习，颈椎病医疗体操的目的与作用主要有两方面：

1）通过颈部各方向的放松性运动，活跃颈椎区域血液循环，消除瘀血水肿，同时牵伸颈部韧带，放松痉挛肌肉，从而减轻症状。

2）增强颈部肌肉，增强其对疲劳的耐受能力，改善颈椎的稳定性，从而巩固治疗效果，防止反复发作。

适应证和禁忌证：各型颈椎病症状基本缓解或呈慢性状态时，可开始医疗体操以促进症状的进一步消除及巩固疗效。症状急性发作期宜局部休息，不宜增加运动刺激。有较明显或进行性脊髓受压症状时禁忌运动，特别是颈椎后仰运动应禁忌。椎动脉型颈椎病时颈部旋转运动宜轻柔缓慢，幅度要适当控制。

## 2. 颈椎病患者适宜的运动保健方式有哪些？

运动是治疗颈椎病最好的方法。运动是全身协调性和平衡性的锻炼，因此会使颈椎得到锻炼。颈椎病患者正确的运动锻炼，能扩大颈部活动范围，增强关节生理功能和颈部肌肉力量，缓解颈背部肌肉痉挛，改善局部血液循环，消肿镇痛，还可以使颈椎的椎间孔和椎间隙扩大，缓解对神经系统和血管的压迫和刺激等。

1）急走慢跑：轻松地急走或慢跑，是一种全身都参与的运动。通过有节奏的肌肉交替收缩和舒张，锻炼了脊柱关节的平衡和协调能力，提高了肌肉耐力。

2）骑自行车：自行车在我国是一种很普通又十分便利的交通工具。研究表明，骑自行车和跑步、游泳一样，是一种能改善心肺功能的耐力性锻炼。还可提高神经系统的敏捷性，预防大脑老化，并可使下肢髋、膝、踝 3 对关节和颈、背、臂、腹、腰、腹股沟、臀部等处的肌肉、韧带得到相应的锻炼。

3）游泳：室外游泳时，人体与阳光、空气、水发生接触，对促进新陈代谢、扩张皮肤血管、增强身体抗病能力大有益处。游泳也是一项全身运动，除有助于减肥、塑造形体外，还可预防治疗颈椎病。游泳时，因为需要换气，颈部要从水面努力上抬，使头部露出水面呼吸，同时双手交替前探，用力划水。特别是适宜温度的海水浴，对颈椎病的理疗作用很好，有条件的患者在夏季可以多参加海水游泳活动。

4）打羽毛球：羽毛球运动量适中，技术难度不大，是一项老少皆宜的运动。在打羽毛球时，需要在场地内忽前忽后、忽左忽右地来回接球。在接后场高吊球时，需要颈部后仰，抬头挺胸；而当接前场网前小球时，需要上前探身弯下腰去接球；当球的方向或左或右时，头也会跟着球的方向转向左或向右；挥拍时肩、颈、腰、髋等各大关节都得到充分的运动和拉伸，这样的运动恰恰对颈椎起到了充分的运动功效。

5）慢跑和步行：这是简单枯燥的运动，但对大多数患者都有益。重要的是要坚持下去，不要半途而废。只要坚持下去，就会收到很好的效果。

6）太极拳、健身操和其他气功：有时间、有条件的患者每天可以多做几次，室内室外做都可以。

运动时大家一定要掌握度，如果特别严重的颈椎病患者，建议先听听医师的建议再进行运动。

### 3. 步行对颈椎病有什么好处？

走路不仅是人的基本活动，还是一种锻炼身体、增进健康的有效方法，特别是对中老年颈椎病患者更是如此。步行的优点是任何人、任何时间、任何地点均可进行。速度快慢、时间长短自己控制，而且不易受伤。步行的缺点是费时间，需要多于慢跑数倍的时间，才能取得同样的效益。

决定步行运动量大小的是步行的速度与时间。普通步行至少需要 20 分钟的持续运动才能产生运动效果，散步更多的是取得精神和躯体上的放松。

散步是指在"并不轻而易举，也不感到困难"的主观感觉下进行的运动。

运动医学研究发现，大步快走是最好的有氧运动，健身效果最好，其速度为每分钟 133 米左右。较快速度的步行可使心脏跳动加快，血流加速，对心脏是一种很好的锻炼，在一定程度上改善冠状动脉的血液循环；长时间、快速度的行走可增加能量的消耗，促进体内多余脂肪的代谢；可以促进糖类代谢正常化；还可以有助于延缓和防止骨质疏松，延缓关节的退行性变化。

颈椎病多发于中老年人，步行是一种可以长期坚持的锻炼，对于全身体质的改善和延缓颈椎退变都有好处。

### 4. 羽毛球可助儿童脊椎发育吗？

打羽毛球时，回复高球的动作相当于芭蕾的向后引臂，使颈椎与脊椎处于放松状态，这对长期伏案写字或埋头练琴的孩子来说，不仅可以预防脊椎压力过大造成的抑制长高的后果，对颈椎病的防范也有莫大的好处。随着电脑的普及及课业负担的加重，颈椎病的幼龄化倾向值得父母关注，而在任何一个年龄段，打羽毛球都是预防颈椎不适的最佳方法之一。

### 5. 跳绳、踢毽子能防治颈椎病吗？

因为跳绳、踢毽子时，脊椎、下肢等处的骨骼不断地震动和反复的互相撞击，这样会促进骨骼内的血液循环，增加新陈代谢。人体的骨骼是由骨膜、骨质、骨髓、血管、神经等组织构成。骨膜分化出成骨细胞，成骨细胞分泌基质，基质储存钙盐。骨质的主要成分是成骨细胞和堆积于其周围的钙盐。跳绳、踢毽子时，骨骼反复互相撞击的刺激，可促进成骨细胞的分化，保留和储存钙离子以防流失。这样经常的运动性的压力刺激，会促进骨质的改造和重建，新生的骨小梁可沿应力线的排列增多，其密度增大。跳绳和踢毽子能促进骨骼病损的修复生长和发育，增强了骨质的坚韧性。

跳绳、踢毽子会在人的中枢神经中建立一个新的兴奋灶，力量、速度、灵敏度、耐力、联想等各项功能的神经控制要高度协调才能完成这些动作。为此，在连续跳绳和踢毽子时，中枢神经兴奋和抑制的转换要高度及时和准确。跳绳和踢毽子是我国古老的运动方式，尤其是对学生不但能调节高级神经中枢、增强智力，而且对于预防或治疗初期颈椎病是一种锻炼的好方法。

## 6. 颈椎病患者如何做反走运动?

反走运动对颈椎病、腰椎病,尤其是慢性腰腿痛病有很好的治疗作用,但必须持之以恒,贵在坚持。

1)反走前,做 3~5 分钟的准备活动。

2)反走时,立位,抬头挺胸,目视前方,两臂下垂,两手握拳(四指包住拇指),轻轻前后挥动,腿伸直,膝关节不能弯曲,向后反走,口和鼻同时呼吸,每次走 300 米左右,每天早晚各 1 次。

3)反走结束后,两腿分开站立,闭目,全身放松,两手握拳在背后,左右交替捶击肾俞穴 3~5 分钟。

## 7. 有什么简单的运动方式适合床上进行?

小燕飞。动作要领:趴到床上抬头挺胸,坚持 5 秒钟左右,然后放松;再抬起来 5 秒钟再放松。这个保健动作可以每天做 8 组,每组 1 分钟左右。

## 8. 颈椎病的头部锻炼法有哪些?

颈椎病的自我锻炼法也是颈椎病治疗过程中必不可少的一部分,但是现在很多人都忽视颈椎病的自我锻炼法。

1)左顾右盼:颈椎病患者肩膀和身体放松,慢慢将头部向右转,然后返回中间位置,再慢慢向左转,重复 10 次即可。

2)左倾右斜:颈椎病患者将肩膀放松,慢慢将头侧向右方,再将头慢慢回复中间位置,然后将头侧向左方,重复以上动作 10 次。

3)前屈后伸:颈椎病的自我锻炼法是颈椎病患者将肩膀放松,慢慢将头向前弯;然后将头慢慢回复中间位置,再慢慢将头向前弯,回复中间位置,重复以上动作 10 次。

4)肩膀活动法

①前后旋肩法:两臂屈肘,两手触肩,以肩为轴,臂带动肩缓慢地由前向后旋肩,然后再由后向前旋肩,重复 10~20 次。

②左右耸肩法:左肩尽力向上耸动,右肩保持不动,然后换右肩向上耸动,左肩不动,最后双肩同时向上耸动,重复 10~20 次。

5）头颈法

①头颈旋转法：头尽力向左侧旋转至最大限度，要做到目视左前方停留片刻，然后还原，再转向右侧至最大限度，目视右前方停留片刻，还原，重复10~20次。

②头颈屈伸法：头颈部缓慢前屈至胸前停留片刻，还原；然后头颈部尽力后仰，使枕部接近后背停留片刻，还原，重复10~20次。

③头颈侧屈法：颈部缓慢地向左侧屈，使左耳垂接近左肩，然后颈部向右侧屈，尽量使右耳垂接近右肩，重复10~20次。

## 9. 颈椎病患者有哪些全身简易运动锻炼方法？

锻炼对颈椎病病情的稳定和恢复起着重要作用，在日常生活中多做一些颈椎病的锻炼不仅有益于健康，还放松了身心。

1）双手摩擦后轻叩腰部。

2）仰卧位：双手抱头，用力向前，头后仰做对抗运动。

3）倒行（但是要注意安全）。

4）缓慢向后、向左、向右做腰部活动，不宜向前过度弯腰。

5）平时多散步，不宜做剧烈运动。

6）俯卧位：两手和上臂后伸，躯干和下身同时后伸，两膝伸直，使之成为反弓状。

## 10. 办公室里防治颈椎病的简单运动有哪些？

颈椎病给人们带来极大的痛苦和烦恼，尤其是患者群越来越偏年轻化，下面就让专家来教大家几招颈椎病的自我治疗法，大家在办公室就能轻松治疗颈椎病。

1）提肩缩颈：取站位，肩部放松自然向上提，同时颈部向下缩，停留3~5秒，再自然放松，重复10次。肩部放松运动，取站位，患者双上肢自然放松，肩部自然向前停留3~5秒，中间停顿再向后扩。

2）左右旋转：取站位或坐位，头轮流向左、向右旋转，动作要缓慢，当转至最大限度时，停留3~5秒，使肌肉和韧带等组织受到充分牵拉，左右各旋转10次。或者伸颈拔背：体位同上。两肩放松下垂，同时，颈部尽量上伸，似用头顶球，持续 3~5 秒，重复 10 次。

3）环绕颈项：体位同上，颈放松，呼吸自然，缓慢转动头部，顺时针与逆时针方向交替进行，重复 10 次，患者站位，两手叉腰，头部向左侧偏，再向右侧偏，动作要缓慢，幅度勿过大，重复 20 次。

## 11. 颈椎病患者自我保健操注意要点有哪些？

1）注意身体变化：患者在家中做自我保健操时一定要注意身体变化，当出现呕吐、头晕、感到麻痹等症状时，一定要及时停止自我保健操，尽快联系医师。

2）自我保健操强度不可过大：凡事都适可而止，自我保健操也不例外，做自我保健操时要把握强度，以免拉伤颈部肌肉，注意使颈部肌肉得到放松，尽量不要用力，让肌肉各关节得到舒展，加快颈椎病康复。

3）自我保健应有舒适的环境：很多患者不注意自我保健操要点，做操时心有杂念、步骤不逐步进行，使自我保健操失去应有功能。自我保健操应逐步进行，节奏由慢到快，动作由简单到复杂，排除杂念专心练习，可起到调节身心的效果。

4）自我保健操需坚持：自我保健操最重要的是坚持，颈椎病治疗过程需要很长时间，患者应该做好长期治疗的准备，不可前功尽弃。

## 12. 颈椎病术后患者如何进行颈背部锻炼？

手术后的颈椎病患者可通过以下简单易操作的方法锻炼颈背部肌肉。

1）立姿，用全力收缩两肩，重复 5~10 次。

2）用手提供阻力，双手抵住前额，颈部向前弯；双手抱头，颈部向后弯；右手抵住头部右侧，颈部向右弯，左侧相同。效果更好的方法是用一条毛巾对折，套在头上，用手抓住折合的两端，颈部分别向前后左右四个方向弯曲，同时用手拉着毛巾向相反方向提供阻力。

3）用一个放掉一半气的足球，以向前为例，把球置于额头和墙之间，双手扶墙，颈部用力，头部向前顶，压缩足球，然后稍松，再用力，如此反复；其他方向同理。

4）负重颈屈伸：头戴挂有重物的专用锻炼帽，两脚开立同肩宽，上体略前倾，背不能驼，两手按膝。头向前屈，然后用颈肌的力量，使头部上抬后仰，至不能再仰为止；稍停，然后用颈肌控制住重物，头部慢慢地回至前屈位置，颈肌放松，然后重做。做动作时，上体要保持不动，只靠颈部屈伸。头部上抬时吸气，前屈时呼气。

5）仰卧颈屈伸：仰卧于长凳子上，头部伸出凳端，颈肌放松，使头部尽量下垂。然后用颈部肌肉的收缩力使头部抬起，下颌紧贴前胸，稍停，头部再慢慢地后倒，放松颈部肌肉。然后重做。做动作时，背部不应离开凳面，完全靠颈部肌肉的收缩力来完成头部的上抬和下垂，动作应缓慢、平稳。头部上抬时吸气，下垂时呼气。

拳击、游泳及上肢和头部的重力训练也能锻炼颈部肌肉。

## 颈椎病合理饮食问答

### 1. 颈椎病患者饮食上需要注意吗？

颈椎病是一种很常见的疾病，给患者带来的伤害是很大的，患者一定要及时进行治疗，除了要尽早治疗外，还要多加注意一下平时的饮食。虽然颈椎病患病与饮食没有密切的关系，在饮食上没有特殊的禁忌，但是颈椎病患者在日常饮食还是要多注意一些，这样才有利于颈椎病的治疗和后期的恢复。

### 2. 患了颈椎病应该怎么调理饮食？

颈椎病饮食调理原则：

1）合理搭配，不可单一偏食。

2）饮食有度，不要饥饱失常。饮食过度或过寒过热会使阴阳失调，而致脏腑受伤。如久食生冷寒凉食物会伤脾胃之阳气，导致寒湿内生，从而进一步加重颈椎病的症状。

3）应戒烟、酒。

4）不要经常吃生冷和过热的食物。

5）对症进食：由于颈椎病是椎体骨质增生，骨质退化疏松等引起的，所以颈椎病患者应以富含钙、蛋白质、维生素 B、维生素 C、维生素 E 的饮食为主。其中钙是骨的主要成分，以牛奶、鱼、猪尾骨、黄豆、黑豆等含量为多。蛋白质也是形成韧带、骨骼、肌肉所不可缺少的营养素。维生素 B、维生素 E 则可缓解疼痛，解除疲劳。

### 3. 颈椎病患者能喝酒吗？

可以少量饮些低度酒，如葡萄酒、黄酒之类，但是不能大量饮酒。少量低度的酒对颈椎病还是有好处的。中医认为酒能活血通络、祛寒除痹，现代医学认为，酒精对神经系统活动有抑制作用，饮酒后能达到暂时镇痛的目的。当然，靠饮酒镇痛是不可取的，大量饮酒对人体的危害远大于微乎其微的镇痛作用。而且颈椎病的患者突出的椎间盘周围往往存在水肿，大量酒精致血管高度扩张，不利于水肿的消退，所以，建议颈椎病患者尽量不要大量饮酒。

### 4. 颈椎病患者能喝碳酸饮料吗？

不能。碳酸饮料一般含有约 10% 的糖分，并且热量较高，经常喝容易使人发胖。碳酸饮料喝得太多对肠胃非但没有好处，而且还会大大影响消化。因为大量的二氧化碳在抑制饮料中细菌的同时，对人体内的有益菌也会产生抑制作用，所以消化系统就会受到破坏。使胃肠功能本来就不良的患者食欲更加不振。碳酸饮料还会影响身体对钙的吸收，导致骨质疏松，加重颈椎病患者的病情。因此，颈椎病患者不建议喝碳酸饮料。

### 5. 颈椎病患者能喝茶和咖啡吗？

茶叶的化学成分是由 3.5%~7.0% 的无机物和 93.0%~96.5% 的有机物组成。茶叶中的无机矿物质元素约有 27 种，包括磷、钾、硫、镁、锰、氟、铝、钙、钠、铁、铜、锌、硒等。茶叶中的有机化合物主要有蛋白质、脂质、碳水化合物、氨基酸、生物碱、茶多酚、有机酸、色素、香气成分、维生素、皂苷、甾醇等。茶叶中含有 20%~30% 的叶蛋白，但能溶于茶汤的只有 3.5% 左右。茶叶中含有 1.5%~4.0% 的游离氨基酸，种类达 20 多种，大多是人体必需的氨基酸。茶叶中含有 25%~30% 的碳水化合物，但能溶于茶汤的只有 3%~4%。茶叶中含有 4%~5% 的脂质，也是人体必需的。喝茶对于颈椎病的患者也是有益的。茶叶中含有生物碱、茶多酚和脂多糖等，这些物质有较强的药理作用，对颈椎疼痛的患者，可以通过改善循环、兴奋神经系统，达到提高肌力、肌张力和耐力、消除肌肉疲劳的作用；同时它还能促进新骨的形成，抑制骨吸收，起到保护运动系统、预防和延缓骨质疏松的发生、发展的作用。所以长期适量饮淡茶不但对健康有益，对脊椎疼痛性疾病的预防和治疗也是有益的。咖啡含有一定的营养成分。咖啡的烟碱酸含有维生素 B，烘焙后的咖啡豆含量更高，并且有游离脂肪酸、咖啡因、单宁酸等。咖啡具有抗氧化及护心、强筋骨、利腰膝、开胃促食、消脂消积、利窍除湿、活血化瘀、息风止痉等作用。但是咖啡会减少钙质，引起骨质疏松。因此，专家认为年长者喝咖啡，一天一杯最安全。

### 6. 老年颈椎病患者的饮食原则是什么？

1）颈椎病多发于中老年人，是随着年龄的增长，肾气渐衰而发生的病症，并非经过一朝一夕的治疗就能完全治好的，缓解病症要有一个过程，要根据中老年人的具体情况，制订长期适宜的药膳及食疗食谱。

2）老年颈椎病患者，平时要在食疗中配用清淡而富含蛋白质、维生素和微量元素的食物，特别要重视协调补充对钙吸收有特殊作用的维生素 D 以及微量元素锌、碘、磷，以促进人体骨组织的正常新陈代谢。

3）老年人在饮食调理中，要注意维护脾胃功能，餐饮要有规律，切实做到定时适量；尽量避免辛辣、生冷、坚硬、肥腻之物，减少伤及脾胃。

4）老年颈椎病患者临床上女性多于男性，常合并有更年期综合征，在食疗中应全面考虑，兼顾女性养护的特点，配制合理的药膳菜肴。

5）颈椎病饮食疗法应立足于治本，即补肾益肝，兼顾理气养血，祛风抗邪，可供选用配餐及药食兼用的食物很多，如猪肾、羊肉、羊肾、狗肉、鳝鱼、麻雀、鸽蛋、鸡蛋、鹌鹑蛋、小麦、芹菜、荠菜、黑大豆、猪脑、乌贼鱼、龟肉、鳖肉、栗子、葡萄、樱桃、核桃仁、黑芝麻、白芝麻、桑葚、枸杞子、五味子、覆盆子、茶叶、罗布麻、牡蛎肉、大枣、龙眼肉、荔枝、黑木耳、银耳等。

### 7. 颈椎病患者治疗的各阶段饮食有差别吗？

颈椎病患者在治疗前后要注重适当的补充蛋白质，每日蛋白质的量可达

100~150 克，尽量选择富含优质蛋白质的食品，如奶及奶制品（年纪大的患者最好选用脱脂鲜奶或奶粉）、蛋类、大豆粉、动物的肝肾、瘦肉、鱼、鸡肉、酸奶等。治疗中，首先以蔬菜水果为主，蔬菜放一点盐和油煮熟，吃菜喝汤；多喝新鲜的果汁。留意蛋白质的补充，最好选用牛奶、蛋黄、酸奶等。若是高龄人群，饮食中适当加一点动物肝脏、血制品及豆腐等。宜少量多餐。在康复期，饮食中留意补充钙、镁、维生素 D 以及维生素 B 族等。

### 8. 颈椎病治疗成功后还需要持续患病期间的饮食吗？

颈椎病患者的合理饮食，不仅能帮助患者的康复，还能预防复发，尤其是保守治疗的患者，饮食上不注意，可能会很快复发，而且，合理饮食对身体的其他器官的健康也是大有益处的。

### 9. 年轻患者和老年患者的饮食一样吗？

年轻患者一般身体状况比较好，按照合理饮食的基本原则安排饮食就可以了，而老年患者一般合并一些其他疾病，如糖尿病、高血压等，还应该同时遵照其他相关疾病的饮食原则。

### 10. 无颈椎病的健康者或是无症状的患者需要和患者一样的饮食吗？

颈椎病患者的饮食原则对健康者也适用，它可以通过均衡营养，补充适量的必需微量元素，让你身体处于良好的健康状态，使骨骼强健，椎间盘纤维环强劲，不易发生颈椎病。

## 颈椎病心理调适问答

### 1. 颈椎病患者需要心理调适吗？

颈椎病患者由于颈背部疼痛，有些患者处于抑郁状态。也有些患者担心引起瘫痪，害怕丧失工作和生活能力，尤其是颈椎间盘突出的病情严重或已经出现肢体功能障碍的患者，更易产生这种焦虑心理。而一些已经治疗但失败或疗效甚微的颈椎间盘突出患者会产生急躁的心理，严重者可产生悲观厌世的情绪。这些不良的心理状态严重影响疾病恢复，因此需要心理调适。

## 2. 怎样进行心理调适？

1）回避——转移注意力，尽可能躲开导致心理困境的外部刺激。对于长期慢性疼痛产生抑郁的患者可以通过和患者交流、谈心，或者放音乐，甚至是看喜欢的电视节目，使患者的注意力从疼痛中转移出来。

2）转视——换个角度看问题，横看成岭侧成峰。对于治疗效果不佳、失去信心的患者，告诉患者，还有其他的治疗方法，当下治疗效果不佳，可以换另一种方法进行治疗，从而增强患者战胜疾病的信心。

3）变通——变恶性刺激为良性刺激，酸葡萄与甜柠檬效应。对于保守治疗效果不佳的患者，告知其虽然治疗效果不佳，但是身体的内部结构没有发生变化，仍然可以进行微创甚至是有创治疗。

4）升华——让积极的心理认知固着，把挫折变成财富。对于恢复较慢从而产生急躁心理的患者，告知其恢复是一个漫长的过程，不要把恢复过程想象得很煎熬，而应该从中汲取经验，在以后的生活中，正确地预防颈椎病的复发。

5）求实——切合实际调整目标。对于过分担心会瘫痪的患者，应该告知其椎间盘治疗的效果。告知其只要经过科学的、恰当的治疗，也可避免发生或经治疗后好转（或痊愈），以消除其悲观、恐惧心理。

总之，就是要告诉患者正确地认识颈椎病的发生、发展、治疗情况，使之以健康、平和的心态对待疾病，积极配合治疗。

## 3. 患者怎样进行心理自我调节？

人们学习和掌握一些心理自我调节的方法是十分必要的，这有利于在受到挫折时有效地化解因挫折而产生的焦虑、紧张、郁闷等不良情绪，从而提高挫折承受力。人们可以选择适合自己的方法来调节挫折心理，常见的方法有：

1）暗示调节：心理学研究表明，暗示作用对人的心理活动和行为具有显著的影响，内部语言可以引起或抑制人的心理和行为。自我暗示即通过内部语言来提醒和安慰自己，如提醒自己"不要灰心""不要着急""一切都会过去的""事情并不像我想象得那么糟"等，以此来缓解心理压力，调整不良情绪。

2）放松调节：还可学习身体放松的方法来调节挫折所引起的紧张不安感。放松调节是通过对身体各部分主要肌肉的系统放松练习，抑制伴随紧张而产生的血压升高、头痛、手脚冒汗、腹泻、睡眠等生理反应，从而减轻心理上的压力和紧张焦虑情绪。

放松调节首先要学会体验肌肉紧张时的感觉，即收缩肌肉群，注意体验其感觉；然后再放松肌肉群，注意体会相反的感觉。

呼吸调节也是放松调节的一种。通过某种特定的呼吸方法，来解除精神紧张、压抑、焦虑、急躁和疲劳。比如，紧张时，采用深呼吸的方法可减缓紧张感。平时也可以到空气新鲜的大自然中去做呼吸训练。

3）想象调节：受挫心理调节能力并非要等到受挫后再来培养，而是在平时就要训练。想象调节法即是指在想象中对现实生活中的挫折情境和使自己感到紧张、焦虑的事件的预演，学会在想象的情境中放松自己，并使之迁移，从而达到能在真实的挫折情境和紧张的场合下对付各种不良的情绪反应。

想象调节的基本做法是：首先学会有效的放松；其次把挫折和紧张事件按紧张的等级由低到高排列出来，制成等级表；然后依据等级表由低到高逐步进行想象脱敏训练。

## 4. 手术前夜无法入睡怎么办？

1）深呼吸法。焦虑患者采取端坐、闭眼深呼吸方法可以使全身放松。首先要深深地吸一口气然后屏住气，之后再缓缓地呼气，这样重复几次。深呼吸对于处于紧张状态的人来说很有效，因为通过几次深呼吸可以使人得到身心的放松感，使紧张的情绪得到有效的缓解。

2）音乐缓解法。不妨听些舒缓的音乐，可以有效地调节消极情绪，使自己的情绪得到放松。

3）自我开导法。患者应该学会自我开导，不要总是往坏处想，要学会用积极向上的心态看待事物。

4）目标转移法。可以将自己的注意力转移到身体的其他部位，通过这种注意力的转移来缓解消极情绪的发展。

5）肌肉放松法。肌肉放松是一种不错的缓解紧张情绪的方法。具体做法是：端坐、全身放松。想象着自己的身体某个部位的肌肉已经得到了放松，然后告诉自己已经得到了浑身肌肉放松的方式，来使自己更全面地放松，最后睁开眼睛、抛开一切沉重感，体验一下轻松的感觉。等患者完全放松下来后，就可以睡着了。

## 5. 对镇痛药物成瘾了怎么办？

对镇痛药物成瘾需要在药物治疗的基础上，配合心理治疗。主要的治疗方法有：

1）厌恶疗法：将欲戒除的目标行为（或症状）与某种不愉快的或惩罚性的刺激结合起来，通过厌恶性条件作用，而达到戒除或至少是减少目标行为的目的。

2）代币治疗法：通过某种奖励系统，在患者做出预期的良好行为表现时，马上就能获得奖励，即可得到强化，从而使患者所表现的良好行为得以形成和巩固，同时使其不良行为得以消退。

3）生物反馈疗法：利用现代生理科学仪器，通过人体内生理或病理信息的自身反馈，使患者经过特殊训练后，进行有意识的"意念"控制和心理训练，从而消除病理过程、恢复身心健康的新型心理治疗方法。

## 6. 总是担心疾病未愈或是复发怎么办？

临床上也曾遇到过这样的患者，尤其是颈椎间盘突出的患者，颈椎病治疗以后，效果非常好，可是患者不敢下床或者是不敢坐起，总是在床上躺着，因为担心一下床，会使颈背部疼痛或者疾病再次复发。这样的患者，应该告知其颈椎间盘突出的原因与诱因，使其消除疑虑，并鼓励其下床活动。

## 7. 为什么别人用过的有效治疗方法，我用就不行？

很多患者一味地相信病友的话而不相信医师的治疗方案，比如说有些颈椎间盘突出的患者，医师建议做微创手术，患者竟说隔壁房间的患者也是颈椎病，输液就好了，我也要输液，不做微创手术。这种想法是不正确的，因为颈椎病有好几个类型，选择的治疗手段也是不一样的，患者应该配合医师选择合适的治疗方式。

## 8. 颈椎病患者满不在乎的态度可取吗？

很多颈椎病患者治疗后，就完全不注意预防复发，不注意保护颈部，以为大不了复发了再治疗，反正不是不能治疗。这种观点是不正确的，虽然很多颈椎病可以治疗，而且治疗效果也不错，但是，我们还是要预防复发，尽量使身体维持健康状态。

## 9. 因心理畏惧，一味坚持保守治疗正确吗？

很多需要手术治疗的颈椎病患者，惧怕手术，坚持保守治疗，结果治疗效果不佳，导致患者生活质量降低，而且对治疗失去信心。这样的患者，亲属应该配合医师告知其手术的必要性和手术的预期效果，帮助患者克服恐惧心理，鼓励其去勇敢地接受手术治疗。

## 10. 颈椎病治疗及恢复中如何保持愉快的心情？

情绪不好会直接影响颈椎病的预后。因此，颈椎病患者保持愉快心情是至关重要的。要保持良好情绪，做到情绪稳定；养成乐天的性格，处世待人要心胸开阔，宽厚为怀；培养广泛的兴趣，如养花、绘画、养鸟等，引以为乐；把自身的精力有效发挥，创造紧凑多彩的生活，使人感到充实；听音乐、跳舞、与人交往、自我反思、改正缺点、保持优点，经受住各种挫折和磨难，努力提高自身的思想境界和修养，尽可能保持健康愉快的心情。

# 病例问答

## 1. 脖子不舒服就是得了颈椎病吗？

不一定。脖子不舒服原因很多，有一部分可能是颈椎病，还有另一部分只是一般的肌肉劳损，也会觉得颈椎不舒服。这种情况有可能没有到颈椎病的程度。严格意义上说的颈椎病不仅仅肌肉有劳损，里面的结构也要发生改变，特别是椎间盘突出等问题。大家要树立一个正确的概念——不是颈椎有病了就是颈椎病，而是颈椎在退行性变，俗话说就是老化以后出现的颈椎问题，引起相应的临床症状才叫颈椎病。有些医师也没有这方面的知识，看到患者有骨质增生就告诉患者有颈椎病，结果不是被误诊过度医疗就是延误了其他疾病的治疗。

### 2. 颈椎病会引起头痛吗？

颈椎病会引起头痛。原理是颈椎生理曲度变直（正常颈椎是有生理弧度的），压迫椎内动脉，导致大脑供血供氧不足，从而引起头痛、注意力难以集中等症状。故而一般都是全头痛，感觉像是在云里雾里似的，严重的会感觉头重脚轻。

枕大神经痛也是颈椎病引起的一种类型的头痛。临床表现为一侧或两侧后枕部或兼含项部的针刺样、刀割样或烧灼样疼痛，痛时患者不敢转头，头颈部有时处于伸直状态。查体可见枕大神经出口处（风池穴）有压痛、枕大神经分布区（颈2～颈3）即耳顶线以下至发际处痛觉过敏或减退。一般患者经口服消炎镇痛类药物、理疗、局部阻滞等保守治疗后可缓解。保守治疗无效的枕大神经痛称为顽固性枕大神经痛。常因风寒、感冒引起，也可因局部受到损伤、瘢痕、粘连及肿大淋巴结压迫、颈部外伤、增生性颈椎病等颈椎病变引起。

### 3. 颈椎病为什么会产生头晕的症状？

1）因颈椎病累及颈部肌群，引起颈部肌肉持久痉挛、收缩，导致肌肉的血流循环障碍，可游离出乳酸、5-羟色胺等炎性致病物质而引起头晕。

2）病变刺激、压迫或损伤第一、二、三对颈神经，尤以枕部为重，也可通过延髓或脊髓三叉神经核的反射作用，而使疼痛放射至头部。

3）椎动脉型颈椎病患者，因病变直接累及椎动脉，使椎-基底动脉系统供血不足而产生头晕。

4）颈椎病直接刺激、压迫或牵拉头部头痛敏感组织而引起头晕。

5）病变可刺激或压迫椎动脉周围的交感神经丛或颈部其他交感神经，使椎-基底动脉系统或颅内外动脉舒缩障碍而产生头晕。

## 4. 什么是"寰枢椎"?

在就诊过程中可能很多人听到医师这样说:你有寰枢椎关节脱位,那么寰枢椎是个什么样的结构,它又有什么作用呢?

寰枢椎实际上指的就是颈椎最上端的两个椎体,因为这两个椎体从胚胎分化发育过程中形成比较特殊的结构,它们之间构成的一种稳固关系,我们称之为寰枢椎关节,是构成头颅旋转及屈伸运动的重要结构。

## 5. 寰枢椎脱位及半脱位有什么影响?

曾经在门诊中遇到一位因严重头痛、头晕不适来疼痛科就诊的女性患者,该患者在神经科就诊时经过相关检查未发现明显异常,最终认为是脑血管供血不足,给予改善症状的药物口服,但是头痛、头晕症状还是断断续续。经我们详细查体发现,颈项部压痛症状明显,颈部肌肉紧张,头部也有活动受限。于是建议先行颈部正侧位 X 线片检查,结果诊断为"寰枢椎关节半脱位",建议患者行关节复位手法治疗后,症状很快缓解。

寰枢椎脱位对患者的影响主要表现在以下几个方面:

1)脱位本身的症状:寰枢椎脱位的本身症状有颈项部疼痛,有时放射到肩部、颈部,引起肌肉痉挛、头部活动障碍。

2)周围组织器官受累症状:在寰枢椎前脱位时,寰椎前弓向咽后壁突出,发生吞咽困难,枢椎棘突后突明显并常有压痛。若为单侧前脱位则出现头部姿势异常,头颈偏向脱位侧,而下颌则转向对侧。

3)脊髓压迫症状:在寰枢椎脱位时,椎管前后径狭窄到一定程度,即可压迫脊髓,出现脊髓受压表现,尤以齿状突在原位而寰椎移位者压迫脊髓更为严重。患者可在头颈部轻微外伤后出现上颈髓受压症状,如一过性四肢疼痛或麻木。当脱位加重时,即可出现不同程度的四肢硬瘫,伴大小便功能障碍。

4)椎动脉压迫症状:单纯寰枢椎脱位一般不产生脑部症状。但是寰椎脱位可使椎动脉行程更加弯曲或颈椎伸屈活动受影响,甚至发生部分或完全椎动脉闭塞,而使椎 - 基底动脉供血不足,出现延髓和脊髓供血障碍。

### 6.寰枢椎脱位怎么治疗?

目前寰枢椎脱位暂时还没有有效的预防措施,生活中注意细节,早发现早诊断是防治该疾病的关键。治疗方法大致分两类:

**(1)保守治疗**

1)颈椎牵引:是治疗寰枢椎半脱位的一种有效方法,适合于各种原因引起的寰枢椎半脱位。但是,采用何种体位进行牵引以及牵引的重量标准和牵引的时间一定要到正规医院接受专科医师的建议。对于自发性寰枢椎脱位,可行颌枕牵引,一般需牵引3周,到复位稳定后,做一固定头颈胸的石膏,固定6~8周。

2)手法复位:手法治疗寰枢椎半脱位目前还有很多争议。西医外科并不提倡手法治疗,因为强调要预防造成齿突后倾,压迫颈髓导致高位截瘫,甚至死亡等严重并发症。手法虽然会有一定的危险性,但是经过正规培训过的医师是可以进行的,尤其在中医医院或者中医科目前该方法还比较常用。

3)固定:寰枢椎半脱位经牵引,手法达到复位后,仍不能忽视韧带、关节囊的进一步修复,固定一段时间后,可获得进一步的组织修复,确保愈后关节稳定。目前固定方法有颈托固定、纸板固定、气囊固定及石膏固定等。

**(2)手术治疗**

寰枢椎半脱位的患者大多不需要手术治疗。对于脱位时间久,齿状突在移位处愈合固定,经牵引不能复位,脊髓腹侧和背侧均受压者可采取手术治疗。

### 7.怎么早期简单地自我判断颈椎病?

有很多患者经常有这样的疑惑:我经常脖子疼,两边的肩膀感觉像是有东西压在上面,疼得很难受,而且仰头或是转头的时候,骨头还会有响声,这是颈椎病吗?

1)整天脖子疼不一定就是颈椎病,也有可能是睡眠时头颈姿势不当或是枕头垫得过高、软硬不当或高低不平抑或颈部外伤、颈部受风着凉等引起的,当然也有可能是早期的颈椎病引起的。

2)颈椎病也有多种类型。有的是颈部疼痛型,头、颈、肩都会表现出疼痛症状，但也有神经型的，手、手臂等会表现出麻木感，还有其他各种类型，真正确诊颈椎病还是需要专业医师进行诊断。

3）颈椎病的产生一种是年龄的增长导致的，还有一种是由于长期对颈椎的压迫劳损导致的。避免长时间对颈椎进行压迫，需要经常放松颈椎。

## 8. 怎样避免颈椎病加重?

有人说颈椎病十之八九的人都有，这或许有点夸张，但是近年来颈椎病患病人群不断年轻化，患者数不断增多已经成为了事实。很多患者由于对其不是很了解，导致不能及时进行防护，使病情加重。

1）要想避免颈椎病病情加重，患者就要控制好自己的情绪，因为不稳定的情绪会加重病情。乐观的心态不仅可以控制病情，还会加速康复。尤其是在治疗的时候不要有心灰意冷的感觉，只要摆正心态，积极地进行治疗，就可以治好颈椎病。

2）避免颈椎病加重，我们还应该从其诱发原因着手。造成颈椎病的原因有寒冷刺激、劳损、外伤等，所以要根据气温的变化，增减衣服，在工作一段时间以后就要休息一下，以减少颈椎疲劳，避免外伤也是避免颈椎病加重的方法之一。

3）避免颈椎病加重，我们就需要积极进行治疗，越早治疗效果会越好，康复的可能性也会越大，危害也就越小。

## 9. 面对颈椎病的各种治疗方法，应该如何选择?

因为颈椎病有很多种不同的类型，不同类型的颈椎病有不同的治疗方法。一般情况下，早期颈椎病可以使用保守治疗，中后期的患者则需要到医院使用微创术进行治疗，后期的患者就需要进行手术治疗。

首先，颈型颈椎病是颈椎病中最常见的一种，也是最早期的颈椎病，这个颈椎病发现得及时就可以使用保守治疗，例如针灸、按摩、理疗等，长期坚持下去效果会更好，不过需要在正规的机构进行。这些方法可以很好地缓解患者局部的症状，加速局部血液循环，这样有利于患者局部消炎镇痛，对缓解患者的疼痛有很好的效果。

其次，对于神经根型颈椎病，比如出现一侧或双侧上肢的放射状疼痛，或伴随麻木、无力等症，说明已经到了颈椎病的中期，如果这个时期的颈椎病单纯地依靠保守治疗已经无效，应该及时到正规医院实施微创术等，微创术有着保守治疗的安全性与手术治疗的效果，不过也需要注意术后康复保健。

最后，如果微创术还不能很好地治疗颈椎病，或者病情严重，不具备微创手术治疗条件，就需要到正规医院积极地进行手术治疗了。手术治疗风险比较大，一般情况下不建议采用。术后同样也应该注意康复保健，特别是做一些有氧运动，既能锻炼局部肌肉韧带的力量，又能改善血液循环。

## 10. 哪些颈椎病可以不开刀治疗呢？

任何疾病需不需要开刀治疗是根据病变本身来决定的，颈椎病也是这样。同时也要看非手术技术的发展。当今科技不断发展、医师们也不断努力应用和改进新的微创技术，于是原来需要外科手术才能解决的疾病，越来越多地采取微创手术进行治疗。

下面的例子就可以让我们实际体会一下恰当使用微创技术治疗的好处。邢先生，男，46岁，农民，自诉颈肩不适伴左上肢放射痛20余天。入院时医师查体发现神经根性痛体征明显，伴有左手肌力减退。行颈椎MRI示：颈5～颈6椎间盘突出。考虑到患者发病时间短，先给予药物及物理保守治疗，效果不是很理想，接下来面临两个选择，要么选择微创手术治疗，要么选择外科手术治疗，邢先生觉得外科手术治疗费用大，经济负担比较重，而且术后恢复时间长，对于中年的他来说，上有老下有小，正是家中的顶梁柱，如果不能承担起家庭的重担，还要人额外来照顾的话，压力会更大。所以毫不犹豫地，他选择了颈椎间盘微创射频消融术，手术进行很顺利，全程约1个小时，而且术中感觉不到任何痛苦，手术后医师告诉他6小时后戴上颈托就可以下床活动。术后第二天，邢先生发现自己以前疼痛的症状几乎都消失了，真是一身轻松。

对于可以不开刀的颈椎病归纳如下：

1）颈椎病症状由于椎间盘退变和轻度膨出引起，或者报告了椎间盘突出而突出不明显的患者，做微创治疗是比较好的。其中发病时间短，症状很轻的患者也可以暂时不做微创治疗。而症状严重或症状持久的患者大多可以在微创治疗后得到迅速明显的缓解。这类患者的头痛、颈部酸胀痛和肩背部酸胀沉重、紧张感通过射频治疗可以使剧烈的疼痛或久治不愈的难受感觉一下就消除了。

2）颈椎病出现上肢和手的放射性疼痛以及麻木，CT 和磁共振发现颈椎椎间盘比较明显的突出。这些患者需要尽快做外科手术治疗，但是也还有微创治愈的机会。可以先做微创治疗，大部分患者可以有很好的疗效，少部分患者效果如果不好，可以再考虑外科手术。这部分微创治疗的原理是利用射频将突出物热凝而减轻神经根受到的压迫，而等离子消融技术的髓核消融减压和直接摘取突出物减压作用更强，对于颈椎间盘突出较大的患者也可以起到明显的治疗作用。

3）颈椎病患者不仅有椎间盘突出而且有相对应节段的黄韧带迂曲增生的，通过微创的方法不仅可以减轻突出椎间盘从前方对颈椎脊髓和神经根的压迫，也可以减轻迂曲黄韧带从后方对颈髓和神经根的压迫。

## 11. 什么是颈椎病的主动参与自我疗法？

有专家认为，颈椎周围肌肉的劳损、肌力下降、耐力的降低是颈型颈椎病的主要发生机制，所以只有提高肌肉力量和耐力的治疗方法才是治疗的根本方法。如果放任自流，或者治疗方法不当，就会使疾病迁延不愈，反复发作，逐渐加重，导致颈椎病的发生。

要想提高颈椎周围的肌肉力量和耐力，就必须让患者自己进行主动的抗阻运动锻炼。要想达到预防和消除颈椎病的目的，首先必须拥有健康的肌肉。

如果将颈椎病所有的治疗方法分为两大类，一类就是患者被动接受医师所给予的治疗，包括药物、牵引、按摩、理疗等治疗方法，统称为被动治疗；第二类就是让患者主动锻炼的治疗方法，叫主动治疗。尤其是让患者对抗一定的阻力进行肌肉功能锻炼的治疗方法叫主动抗阻运动疗法，属于主动治疗的范畴。临床实践证明，通过长期主动抗阻运动锻炼，能够达到重塑肌肉结构、增强肌肉力量和耐力、提高肌肉运动功能的功效，可以从根本上治疗颈椎病，而且该方法操作简便、易于推广。主动抗阻运动疗法是一种理想的预防颈椎病的方法，也是颈型颈椎病、椎动脉型颈椎病等颈椎病的最佳治疗方法。颈型颈椎病时期如果得不到合理治疗，或会逐渐向椎动脉型颈椎病、神经根型颈椎病、脊髓型颈椎病方向发展恶化。

在过去传统的颈椎病治疗方法中，被动治疗一直占据着主导地位，而主动运动治疗却一直被忽视。所以我们呼吁，预防、治疗和康复颈椎病，必须重视主动抗阻运动。

## 走出颈椎病的几大误区

颈椎病是常见病与多发病，临床有不同表现，颈椎病的治疗方法可分为非手术疗法及手术治疗两类。颈椎病的临床表现多样，治疗方法多样，因此在现实生活中常存在很多误区。

### 误区 1　年轻人不会患上颈椎病

颈椎病与颈椎椎间盘退行性改变有密切的关系。由于颈椎的退行性改变与年龄具有一定的关系，不光是患者，甚至有一些医师都认为颈椎病是老年病，从而忽视对年轻人颈椎病的诊治。实际上，颈椎病固然与年龄有很大关系，临床上也确实发现颈椎病多发于老年人，但低龄颈椎患者并不少见。近年来该病的患病率越来越高，且发病年龄不断提前。笔者在临床工作中就遇到这样一个例子：32 岁的小张是一家大型企业的职员，平时上班时主要是坐在电脑前做一些文案工作，下班回家后除了吃饭、睡觉也基本是电脑不离手，上网查资料、浏览网页，电脑前一坐几个小时甚至熬到大半夜也是常有的事儿。4 年前小张开始出现颈部酸胀不适，自诉头怎么摆姿势都觉得脖子不得劲儿，虽然考虑到与自己平时长期伏案工作、生活有关系，他想休息休息就应该没问题了，于是也没有多想。但是在接下来的几年里，颈肩部疼痛反反复复，一直折磨着他，直到最近半年颈部疼痛加重，疼痛范围扩大至双侧肩胛内侧及双上肢，他才到医院就诊，经查体及结合影像学检查确诊为颈型颈椎病为主。经过入院后一系列药物、物理治疗及神经阻滞治疗，疼痛明显缓解后出院。在平时门诊接诊中我们会遇到不少像小张这样的病例，与工作性质及个人生活习惯有很大关系，对于病情比较轻的颈椎病患者，指导其后期的个人自我功能锻炼，预防疾病进一步发展是关键。

### 误区 2　推拿按摩颈椎病就能"手到病除"

45 岁的吴先生，在政府部门上班，用他妻子的话说：大小是一干部，整天忙工作，家里连个影都见不着。所以虽然他自己经常觉得脖子不舒服，也忙得没有时间去医院好好看看，最近感觉到一侧的胳膊也开始疼了，聊天中朋友听说了他的问题，就建议他可以去做做推拿按摩，还好心地给他介绍了一家口碑很不错的按摩诊所。到了那里，按摩医师没有给他做任何检查就开始按摩，并说他颈椎严重劳损，要进行颈椎手法复位才行，按了2次，吴先生觉得效果不错，每次回来感觉头脑也轻松很多。但是没过几天，脖子却突然疼得更严重，胳膊疼得尤其厉害，非要一天到晚举起来才舒服一点，晚上连觉都不敢睡，因为一躺下，疼痛就加重。来就诊时，吴先生告诉医师，他已经在沙发上坐着睡了好几天了。经过医师系统的查体及检查，诊断是神经根型颈椎病，由于发病急性期，神经根受到刺激后炎症水肿引发疼痛，但是不适当的推拿按摩加重了神经根的水肿，所以才有了后来的病情进一步恶化，导致了更严重的疼痛。入院后对其进行适当局部消炎镇痛处理，改善局部循环治疗后，再给予物理治疗，吴先生病情明显好转，最终满意出院，他笑着对我们说：我终于可以在床上睡个安稳觉啦。

现在的年轻人都喜欢去按摩，其实对于不同的颈椎病，应该有不同的按摩方式，有些颈椎病甚至根本不适宜按摩。未患颈椎病，可以用按摩来放松颈椎，预防颈椎病，一旦已经得了颈椎病，慎重按摩。颈椎病发病机制复杂，在做按摩复位治疗前必须要排除椎管狭窄、严重的椎间盘突出、颈椎不稳定等，脊髓型颈椎病绝对禁止重力按摩和复位，否则极易加重症状，甚至可导致截瘫。

## 误区3　颈椎骨质增生等同于颈椎病

颈椎骨质增生也并非等同于颈椎病，目前医学界大部分认同，单纯有骨质增生X线片表现而无临床表现者，不能诊断为颈椎病。

由于目前X线片、CT、MRI等影像学检查在颈椎病的诊断中广泛应用并发挥着重要的作用。有的患者看到自己的检查结果上报告有"颈椎退变，颈椎骨质增生"的字样，就误认为自己患上了颈椎病，也不管是否有临床症状。然而有的医师过分依赖影像学检查而忽视患者症状表现与体格检查而导致误诊。有些医师通过影像学检查发现颈椎曲度变直、长骨刺或增生、颈椎椎间盘突出或膨出等，就诊断患者为颈椎病。

门诊就曾遇到过这样一对老年夫妇，老太太70岁，自诉双手关节胀痛不适1年余，曾试过多种所谓偏方治疗无效，老大爷是爱读书看报之人，从街上发放的健康小报上获知颈椎病会引起双手疼痛、麻木的症状，于是自我怀疑是颈椎病，结果在骨科医院做了一系列颈椎的 X 线片、CT、MRI 检查后得出的结论只是颈椎退行性变，骨质增生，颈 4~ 颈 5 椎间隙略狭窄。医师看了报告后认为病症就是颈椎病，针对颈椎进行了一系列相关治疗后，双手症状没有任何改善。仔细查体后发现，老人没有任何颈椎病的临床表现和体征，所谓的影像学改变，不过是老年性的生理退变。因为之前已经排除了风湿、类风湿等免疫相关类疾病，所以建议患者注意加强活血化瘀和补气补血的药物调理，以改善血液循环和功能状态。注意加强身体的功能锻炼，关节局部保暖，以及防止疲劳性的损伤和关节活动用力摩擦。之后随访发现病情逐渐有所缓解。

### 误区 4　对交感神经型颈椎病的误诊

颈椎病中有一大类型称之为交感神经型，交感神经型颈椎病是由于年龄的增长，颈椎发生老化或因颈部软组织慢性积累性劳损、炎症刺激或压迫交感神经纤维所引起的一系列反射性自主神经功能紊乱的症候群。临床表现复杂多样。

1）头部症状：如头晕或眩晕、头痛或偏头痛、头沉、枕部痛，睡眠欠佳、记忆力减退、注意力不易集中等。偶有因头晕而跌倒者。

2）眼耳鼻喉部症状：眼胀、干涩或多泪、视力变化、视物不清、眼前好像有雾等；耳鸣、耳塞、听力下降；鼻塞、过敏性鼻炎，咽部异物感、口干、声带疲劳等；味觉改变等。

3）胃肠道症状：恶心甚至呕吐、腹胀、腹泻、消化不良、嗳气以及咽部异物感等。

4）心血管症状：心悸、胸闷、心率变化、心律失常、血压变化等。面部或某一肢体多汗、无汗、畏寒或发热，有时感觉疼痛、麻木但是又不按神经节段或走行分布。

以上症状往往与颈部活动有明显关系，坐位或站立时加重，卧位时减轻或消失。颈部活动多、长时间低头、在电脑前工作时间过长或劳累时明显，休息后好转。因为这种类型诊断较难，目前尚缺乏客观的诊断指标，所以出现很多误诊、漏诊病例。

最近成功治疗的一例病例资料分享如下：49 岁的王女士因为"头、颈、肩背部疼痛 1 年余"来就诊，患者最困扰的症状是，近 1 个月来头晕、恶心、失眠，伴随心脏不适，颈项部不适，后背部沉、紧，有时易出汗，还有一种全身不适感。

之前王女士一直把这些当作更年期症状来治疗，不想症状不但没有减轻，反而越来越重。最后听别人介绍来到了疼痛科，虽然王女士多方就医过程中做了各种各样的检查，排除了相关很多器质性疾病，但是因为这个疾病诊断本身的复杂性，我们也只能对其先进行诊断性治疗，令王女士惊喜的是，第一次星状神经节阻滞治疗后，之前的症状都有了很大的改善，尤其是食欲和睡眠明显好转，这也让我们对诊断和治疗有了很大的信心，接下来整个疗程治疗结束后，王女士入院时的各种症状大部分已经缓解，整个人的精神面貌也大为改善。

### 误区 5　患上颈椎病，最终只能选择手术治疗

一般而言，颈椎病的手术指征是相对的。颈椎病手术比较复杂，有一定风险，因此手术指征应严格掌握。目前认为，颈椎病手术治疗主要达到减压与重建稳定的目的，对于脊髓本身不可逆转的病损没有治疗意义。在选择手术治疗时应考虑患者的职业、年龄、患者机体状况、对手术的耐受性，以及患者对手术的态度。

正规的内科保守治疗适合于早期发病的颈椎病，如由于不严重的椎间盘突出压迫神经根引起，可采用枕颌带牵引，使用脱水药、镇痛抗炎药，短期应用激素，一般可获良好的治疗效果。缓解期可进行颈部的功能锻炼，最好的运动是坚持游泳，尤其是蛙泳最为适合，颈部水平非负重状态下的不断后伸运动有利于轻度突出的颈椎间盘回纳，从而缓解轻度的颈椎间盘突出造成的神经压迫。第二个有益的运动是打羽毛球，机制也是颈部的后伸运动，和游泳是一个道理，但不适合老年患者。如进行了正规的保守治疗，并坚持有益的功能锻炼，避免不良的长期低头或颈部持续不活动的生活习惯，很多人的颈椎病是可以终生不用开刀，甚至彻底治愈的。

对于脊髓型颈椎病应该及时采取手术治疗，解除脊髓的压迫，就可以获得良好的术后神经功能恢复。

### 误区 6　颈椎开刀手术后就一劳永逸了

家住山东省青岛市市北区的王女士，59 岁，13 年前因颈椎间盘突出压迫到脊髓，无奈行"经颈前路颈椎间盘摘除，颈 5~颈 7 椎体融合"术，术后前几年一直比较稳定，无任何不适。最近几年，劳累后常出现颈肩疼痛伴左上肢

放射痛，伴麻木，一直放射至左小指及无名指。一周前疼痛难忍，整晚上无法躺下，严重影响睡眠。

患者第一次手术时，颈5~颈7椎体已经植骨融合，其邻近的椎间隙，即原来的颈4~颈5和颈7~胸1间隙发生了进一步退变，颈4~颈5椎间盘再次突出，而颈7~胸1间隙变窄。查体见颈椎强直伴明显活动受限，伸颈压顶试验阳性，椎间孔挤压试验阳性，左侧颈4~颈5，颈7~胸1椎旁压痛强阳性，左侧环、小指感觉减退，左手握力3级。

对于已经有颈椎手术史的患者，骨科再次行外科手术治疗的难度和风险大大增加，而且患者也拒绝再次行手术治疗。入院后给予脱水、颈部固定、颈椎牵引、神经阻滞治疗等一系列保守措施后，病情逐渐稳定，疼痛也明显缓解，从最初的剧烈疼痛，坐卧不安，到后来晚上可以间断睡眠，最终口服消炎镇痛药物疼痛基本可以缓解。

由此病例可见，选择手术治疗一定要慎重，病情需要时，要及早手术，不能延误病情，但是手术绝对不是万能的，手术所带来的一系列后续问题就目前的医疗水平来看还有很多亟待解决的问题。那么让我们来看看，这个病例术后出现上述症状的原因主要有：术后邻近节段生物力学发生改变，导致融合后相邻节点退变增多加快，椎间盘内张力增加、退变自然进展、颈椎序列未能恢复正常。邻近节段的活动度增大，加快相邻节段的退变进程，另外还有年龄等因素。

## 误区7 轻视预防

所谓"良医治无病之病"，无论哪种疾病，预防都是关键，而那个能治疗无病之病的良医其实多半是你自己。但是很多人对预防颈椎病不重视，一些医师在颈椎病治疗中对患者的预防调护教育不够。流行病学研究显示，伏案时间长、工作姿势不当、年龄、睡枕不适、生活姿势不当、不参加体育锻炼为颈椎病致病危险因素。伏案角度及伏案时间与颈椎病患病密切相关。因为长时间的头颈前伸、低头或仰头可破坏颈椎的生物力学平衡，使颈椎处于不稳状态；并且随着颈椎屈曲角度的增加、椎间盘压力及后纵韧带张力增加，两者的退变加剧和颈背部肌肉的疲劳度增加。专家提出，颈椎病发生的相关危险因素有职业、睡眠习惯、精神紧张度、颈椎发育性因素、颈部外伤、颈部受凉、颈部锻炼、年龄等。而且使用电脑频率、年限、日均使用时间为颈椎病致病的相关危险因素。故应减少持续伏案时间，减小低头角度，养成良好的工作和生活习惯、调整睡枕，加强体育锻炼尤其是颈项部的体育锻炼。

因此，要起居有常，饮食有节。避免颈椎长时间处于不合适的体位，如在使用电脑过程中应端正姿势，劳逸结合。睡眠时选择合适的枕头，并在不同体位采用不同的高度，侧卧枕头略高、仰卧枕头略低，以保证颈椎的舒适放松。

# 参 考 文 献

[1] 万义文,徐侥,罗才贵. 颈椎病的功能锻炼 [J]. 按摩与康复医学, 2011（1）: 62-63.

[2] MADSON T J, CIESLAK K R, GAY R E. Joint mobilization vs massage for chronic mechanical neck pain: a pilot study to assess recruitment strategies and estimate outcome measure variability[J]. Journal of manipulative and physiological therapeutics: JMPT, 2010, 9（9）: 644-651.

[3] CASTRO-SÁNCHEZ A M, ARROYO-MORALES M. Short-term effects of kinesio taping versus cervical thrust manipulation in patients with mechanical neck pain: A randomized clinical trial[J]. The journal of orthopaedic and sports physical therapy, 2012, 8（8）: 724-730.

[4] 刘倩, 于树红, 邹树红, 等. 心理放松护理对神经根型颈椎病患者疼痛及睡眠障碍的影响 [J]. 国际精神病学杂志, 2017, 44（5）: 950-953.

[5] 寇宏斌, 孙侃良, 何思远, 等. 人工椎间盘置换术联合颈椎前路融合术治疗脊髓型颈椎病的治疗效果及安全性 [J]. 临床医学研究与实践, 2018, 3（1）: 53-54.

[6] 张先予, 李正维, 吴立军, 等. 退变性椎间盘应力分布变化的有限元分析 [J]. 中国脊柱脊髓杂志, 2013, 23（4）: 359-363.

[7] 陈瀚勋. 超声引导下神经根阻滞治疗神经根型颈椎病的疗效观察 [J]. 中国现代药物应用, 2016, 10（17）: 108-109.

[8] 张黎龙, 田融, 夏刚, 等. 甲基强的松龙在脊髓型颈椎病围手术期中的应用 [J]. 临床骨科杂志, 2008, 11（3）: 207-209.

[9] 祁金梅, 张秀军. 循证护理模式在脊髓型颈椎病前路手术围手术期中的应用 [J]. 安徽医药, 2012, 16（8）: 1199-1201.

[10] 贾连顺. 颈椎神经根性痛的再认识 [J]. 脊柱外科杂志, 2008（4）: 254-256.

[11] 潘旭东, 张典学. 实用脊柱神经病学 [M]. 北京: 中国科学技术出版社, 2009: 294-316.